Ulrike Lehmkuhl / Gerd Lehmkuhl (Hg.)

Frühe psychische Störungen und ihre Behandlung

Mit 29 Abbildungen
und 18 Tabellen

Vandenhoeck & Ruprecht

Bibliografische Information Der Deutschen Bibliothek

Die Deutsche Bibliothek verzeichnet diese Publikation in der Deutschen Nationalbibliografie; detaillierte bibliografische Daten sind im Internet über ‹http://dnb.ddb.de› abrufbar.

ISBN 3-525-49075-5

Internet: www.vandenhoeck-ruprecht.de

Printed in Germany.
Satz: KCS GmbH, Buchholz/Hamburg
Druck und Bindung: Hubert & Co., Göttingen

Gedruckt auf alterungsbeständigem Papier.

Inhalt

Vorwort

William Thierry Preyer verband mit seiner 1882 erschienenen Monografie *Die Seele des Kindes: Beobachtungen über die geistige Entwicklung des Menschen in den ersten Lebensjahren*[1] »die Hoffnung, dass meine Ausführungen dazu beitragen werden, in Deutschland zur gründlichen wissenschaftlichen, d. h. physiologisch-psychologischen Untersuchung des kleinen Kindes anzuregen. Eine Fülle von neuen Tatsachen ist hier noch zu entdecken, die theoretisch sehr weit reichen und praktisch neue Hilfsmittel zur Förderung der Menschwerdung des Kindes in Aussicht stellen.« Das Buch markiert eine Schwelle, von der eine kontinuierliche Entwicklung psychologischer Forschung begann. Emotionen und Gefühle des Kleinkindes wurden in ihrer Funktion und Bedeutung erkannt, da »sie von allen psychischen Vorgängen zuerst bestimmt auftreten und das Wachhalten des Kindes regulieren«. Konsequenterweise führten diese neuen Erkenntnisse bereits zu ersten Präventions- und Interventionsansätzen, die Strümpell in seiner 1899 erschienenen *Pädagogische Pathologie*[2] wie folgt charakterisierte: »Es kann als etwas schon seinem Ursprung nach flüchtiges durch richtige Behandlung des Kindes unschädlich gemacht und meistens auch ganz vertilgt werden, oder es verschwindet gewöhnlich ganz von selbst.« Die Bedeutung *der emotionalen Welt des Kindes* (Dornes 2000)[3] für den weiteren Lebensweg wurde zunehmend erkannt und führte zu einer Vielzahl von Fragen: Wie wirken sich frühe Risiken und

1 Preyer, W. T. (1882): Die Seele des Kindes. Leipzig (Reprint 1989, Berlin).

2 Strümpell, L. (1899): Die Pädagogische Pathologie oder die Lehre von den Fehlern der Kinder. Leipzig.

3 Dornes, M. (2000): Die emotionale Welt des Kindes. Frankfurt a. M.

belastende Kindheitserfahrungen auf die weitere Entwicklung aus? Lassen sich protektive Faktoren definieren, die trotz Risiken und widriger Umstände eine Schutzfunktion übernehmen? Welche Behandlungs- und Beratungskonzepte sind bei frühen dysfunktionalen Beziehungsstrukturen hilfreich? Können Präventionsansätze dazu beitragen, Entwicklungsprozesse in größerem Umfang zu optimieren?

Die Beiträge dieses Bandes versuchen, aus unterschiedlichen Perspektiven Antworten auf diese Fragen zu geben. Hierbei besteht ein wesentliches Anliegen darin, den interdisziplinären Dialog zwischen empirischen und psychodynamischen Ansätzen im Interesse einer ganzheitlichen Betrachtung anzustoßen. Wenn es gelingt, die Relevanz theoretischer Modelle empirisch zu überprüfen, um hieraus klinisch effektive Präventions- und Behandlungsansätze abzuleiten und zu evaluieren, dann wird es gelingen, die Entwicklungschancen von Kindern nachhaltig zu verbessern.

Ulrike und Gerd Lehmkuhl

Ulrike Lehmkuhl und Gerd Lehmkuhl

Die Beziehung zwischen frühen Entwicklungsbedingungen und psychischer Stabilität

Perspektiven für Früherkennung, Prävention und spätere Intervention

Das zunehmende Interesse an den Ergebnissen der Säuglingsforschung und an der Erkennung protektiver Entwicklungsfaktoren sowie den Auswirkungen von Traumatisierungen in den frühesten Lebensphasen mit ihren Spätfolgen ist verbunden mit Konzepten der Früherkennung und Prävention. In den letzten Jahren wurde zunehmend deutlich, dass die analytischen Entwicklungs- und Krankheitskonzepte nicht das abbilden, was wirklich in der frühen Kindheit geschieht. Hiermit im Zusammenhang stehen deshalb Fragen, ob unsere Vorstellungen über die Entstehung psychischer Symptome noch zeitgemäß und unsere Therapieansätze ausreichend differenziert genug sind (Lehmkuhl u. Lehmkuhl 1991). So formuliert Lichtenberg (1990), dass jede Entwicklungsstufe eine Vielzahl von Gelegenheiten bietet, früh erworbene Entwicklungsmuster in Richtung auf Gesundheit oder Pathologie hin zu verändern. Was wirkt in diesem komplexen Netzwerk, worauf richten wir unseren Fokus, wann halten wir Intervention für notwendig und welche Prädiktoren für spätere psychische Störungen können zu welchem Zeitpunkt erkannt werden?

Frühkindliche Entwicklung und psychische Stabilität

Ein wichtiger empirischer Ansatz zur Beurteilung von Entwicklungsprozessen und Einflüssen im Kindesalter stellen Längsschnittuntersuchungen dar (Rutter 1996). Gingen tiefenpsychologische Konzepte lange von einer Kontinuität und engen Beziehung von Frühentwicklung beziehungsweise Belastung und späterer Lebensgestaltung aus, so forderte Cécile Ernst (1990) eine Revision der so genannten Traumatheorie. Ihrer Meinung nach sind unsere Vorstellungen von der Funktion der Mutter für die Frühkindheit und unsere Auffassung vom Trauma der Trennung historisch bedingt. In den ersten zwei Lebensjahren seien Säuglinge relativ unempfindlich für dauernde Modifikationen ihrer psychischen Funktion durch systematische Umwelteinflüsse. Ernst verweist auf den Entwicklungspsychologen Kagan (1987), der ausgehend von einer transkulturellen Variabilität der frühkindlichen Lebensbedingungen die Hypothese aufstellte, dass die rasch heranbrandenden Entwicklungswellen im Säuglingsalter durch Autonomie und Äquifinalität gekennzeichnet seien: »Bestimmte Entwicklungsstufen erreicht ein gesundes Kind unter allen möglichen Bedingungen, wobei pathogenes Lernen aus Erlebnissen einer belastenden und angsterregenden Umwelt in dem Maße auftritt, wie sich beim Kind gegen Ende des zweiten Jahres ein Selbstbild entwickelt.«

Insofern relativiert sich die ausgehend von der Tiefenpsychologie postulierte enge kausale Beziehung zwischen bestimmten frühkindlichen Erfahrungen und Belastungen mit späteren spezifischen Symptomen und Konflikten. Kagan nimmt zu der angenommenen engen Kontinuität von Eigenschaften und Erfahrungen der fernen Vergangenheit bis in die Gegenwart kritisch Stellung. Er führt hierzu aus, dass fast immer, »wenn zwischen einer Eigenschaft der frühen Kindheit und einer anderen, die später in der Entwicklung auftrat, ein Zusammenhang behauptet wird, man sich auf ein einziges Element einer möglichen Ähnlichkeit zwischen dem Verhalten von Kleinkindern und Handlungen, die bei älteren Kindern und Erwachsenen beobachtet werden, bezieht« (Kagan 1987, S. 24). Die Entwicklung entspricht jedoch nach Kagan nicht in allen Aspekten einem Staffellauf, da jede Lebensphase spezielle Anforderungen stelle und es vorkomme, dass sich in den neuen Fähigkeiten nichts von den früheren, in vielen Fällen funktional ähnlichen Kompetenzen finde. Andererseits liegt die Annahme einer Kontinuität die Schlussfolgerung nahe, dass die Zukunft eines Menschen direkt durch seine frühe Erfahrung bestimmt ist und man bis zu einem gewissen Grad die Zukunft gestalten kann, wenn man sich liebevoll um das Kleinkind kümmert. Untersuchungen bei normalen Kindern belegen, dass sich die meisten Verhaltensweisen im Lauf der Entwicklung wesentlich ändern. Diese Schlussfolgerung lässt sich bislang jedoch nur für Handlungen und Klassen von Personen treffen, nicht für Schemata, Begriffe oder Bewusstseinszustände, das heißt einer stärker individuell ausdifferenzierten Ebene, die bislang nur unzureichend methodisch messbar ist. Hieraus lässt sich nicht ableiten, dass der frühkindlichen Umgebung keine wichtige Bedeutung für das spätere Wohlbefinden zukommt: Es besteht kein Zweifel, dass Kleinkinder, die häufig über längere Zeit leiden und keine spielerische Interaktion mit Erwachsenen kennen, mit drei Jahren furchtsamer, reizbarer, möglicherweise aggressiver und kognitiv weniger leistungsfähig sind als Kinder, mit denen besser umgegangen wurde. Dies heißt aber nicht, dass die zuerst erworbenen Eigenschaften auch am längsten erhalten bleiben. Die Unterschiede in den psychologischen Merkmalen während der ersten drei Lebensjahre ermöglichten in einer Längsschnittuntersuchung an amerikanischen Arbeiter- und Mittelschichtkindern keine begründete Voraussage der fünf, zehn oder zwanzig Jahre später auftretenden Unterschiede in kulturell bedeutsamen und altersgemäßen Eigenschaften. Differenzen in den ersten Schuljahren, besonders zwischen dem fünften und zehnten Lebensjahr, ließen hingegen den Schluss auf das Profil des Jugendlichen und des Erwachsenen zu. Die Analyse der vorliegenden empirischen Arbeiten erlaubt nach Kagan nicht die Einschätzung, aus den Eigenschaften des Kleinkindes das Kommende vorauszusehen und die Persönlichkeit des Erwachsenen als das notwendige Produkt der frühen Vergangenheit zu verstehen. Beide Annahmen würden den Einfluss vielfältiger sozialer Einflussgrößen im weiteren Lebensverlauf vernachlässigen. Kagan geht davon aus, dass die Dispositionen eines Kindes, das heißt sein Lebensstil, sich erst dann stärker einer Veränderung widersetzen, »wenn es begreift, dass seine Erfahrungen etwas mit seiner Begabung, seinem Geschlecht, seiner Tugendhaftigkeit und seinem Akzeptiertwerden zu tun haben. Die ersten Elemente eines solchen Selbstgefühls treten gegen Ende des zweiten Lebensjahres auf. Äußere Ereignisse und emotionale Erfahrungen werden ein Kind nach und nach zu bestimmten Entscheidungen hin- und von anderen wegbringen«, sei eine Entscheidung einmal gefallen, wäre das Kind nur schwer von dem eingeschlagenen Weg abzubringen.

In einer Antwort auf diese, frühkindlichen Belastungen relativierende Betrachtung formulieren Tress und Reister (1990), dass im Gegensatz zu Gruppenvergleichen erst die biografische Analyse von Einzelschicksalen in der Therapie wie in der Deprivationsforschung Einblicke in komplexe Bedingungszusammenhänge gebe, die es Kindern wie Erwachsenen ermöglichen, sich einerseits trotz schwieriger Ausgangssituationen relativ gesund zu entwickeln, und andererseits Betroffenen an dieser Aufgabe scheitern lassen. Hierbei komme der Anwesenheit positiv frühkindlicher Bezugspersonen trotz hoher psychosozialer Belastung während der Frühkindheit eine zentrale Schutzfunktion zu (Tress 1986).

Ergebnisse von Längsschnittstudien

Die Längsschnittstudien zur Bedeutung von frühen Eigenschaften und Erfahrungen sowie sozialen Belastungen auf die spätere Entwicklung veranschaulichen, dass die Komplexität der Fragestellung zu teilweise unterschiedlichen Ergebnissen führt (Rutter 1985; Plomin u. de Fries 1985; Robins u. Rutter 1990; Fergusson et al. 1994). Hierbei sind besonders folgende Aspekte von Bedeutung:

Esser und Mitarbeiter (1990) beurteilten die frühe Mutter-Kind-Beziehung mithilfe einer mikroanalytischen Auswertung von Videoaufnahmen. Sie überprüften die Frage, ob sich Vernachlässigung und Ablehnung, die aufgrund berichteter Einstellung und Handlungen der Mutter beurteilt wurden, in der Mutter-Kind-Interaktion widerspiegeln. Die Ergebnisse belegen, dass das veränderte Mutterverhalten bei Vernachlässigung und Ablehnung nicht als Folge eines weniger zugewandten, schwierigeren Verhalten des Kindes zu beurteilen ist. Trotz deutlich veränderter Muttereinstellung verhalten sich die Kinder in ihren Emotionen, Wortäußerungen und in ihrer Interaktionsbereitschaft weitgehend normal. Die drei Monate alten Säuglinge schienen die ablehnende Haltung ihrer Mütter nicht oder noch nicht zu bemerken (s. a. Schmidt 1993).

Aus den Untersuchungen von Thomas und Chess (1977) sowie Chess (1984) über den Verlauf von Temperamentsmerkmalen und Verhaltensweisen von Kindern im Alter von drei Monaten bis ins Erwachsenenalter hinein ließ sich ableiten, dass sich die Kleinkinder aufgrund verschiedener Merkmale in drei Gruppen einteilen lassen: Unkomplizierte Kinder zeichnen sich durch eine positive Stimmungslage, regelmäßige Körperfunktionen, Anpassungsfähigkeit und positive Reaktionen auf neue Situationen aus. Schwierige Kinder zeigen unregelmäßige Körperfunktionen, ziehen sich vor neuen Situationen zurück, sind eher launischer Stimmungslage. Zurückhaltende Kinder reagieren auf neue Stimmungen mit Rückzug, haben ein geringes Aktivitätsniveau und adaptieren sich bei Veränderungen langsam. Diese drei Gruppen stellen an ihre Bezugspersonen unterschiedliche Anforderungen. Bestimmte negative Erziehungshaltungen der Eltern wirken sich in Abhängigkeit vom Typ des Kindes besonders nachteilig oder nur sehr geringfügig aus.

In einer Langzeituntersuchung von Koestner et al. (1990) wurden über einen Zeitraum von 26 Jahren Zusammenhänge zwischen Erziehungsverhalten und späterem Einfühlungsvermögen untersucht. Die Ergebnisse sprechen für deutliche Zusammenhänge zwischen frühen Erziehungseinflüssen und späterem Empathievermögen. Hierbei kommt dem Ausmaß der Zeit, die beide Eltern mit dem Kind verbrachten, der Bereitschaft des Vaters, sich an der Erziehung zu beteiligen und der Zufriedenheit der Mutter mit ihrer Rolle eine signifikante Bedeutung zu.

Die Kauai-Studie von Werner (Werner 1990; Werner u. Smith 1992) untersuchte Kinder und ihre Familien von Geburt an in regelmäßigen Abständen bis zum Alter von 30 Jahren. Ungefähr ein Drittel dieser Kinder entwickelte in den ersten drei Jahren Lern- und/oder Verhaltensstörungen, wobei die Betroffenen Mehrfachrisiken aufwiesen wie pränatale Komplikationen, familiäre Risikofaktoren und psychisch auffällige Elternteile. Andererseits entwickelte sich ein Drittel der Kinder mit entsprechenden Mehrfachbelastungen vor dem Alter von zwei Jahren später überraschend gut. Die als *invincible* charakterisierten Kinder verfügten über ein robustes Temperament in der Säuglingszeit. Bei positiver Kontaktgestaltung ließen sie sich schnell beruhigen und erfuhren von mindestens einer erwachsenen Bezugsperson emotionale Unterstützung. Im weiteren Verlauf gelang es diesen Kindern besser, Stresssituationen zu bewältigen, und sie entwickelten Fähigkeiten, sich zu behaupten und gute Beziehungen zu anderen Personen zu knüpfen.

Die Longitudinalstudie von Fergusson et al. (1994) untersuchte Kinder in Neuseeland von Geburt an bis zum 15. Lebensjahr in jährlichen Abständen. Die zuletzt besonders auffälligen Jugendlichen wiesen retrospektiv bereits zum Zeitpunkt der Geburt erhebliche Risiken auf. Diese betrafen geringe soziale Schicht, schlechte elterliche Ausbildung, jugendliches Alter der Eltern, allein erziehende Mütter, höhere Delinquenz, Drogen- und Alkoholprobleme der Eltern, geringe Inanspruchnahme pränataler Vorsorgeuntersuchungen und gehäufte perinatale Komplikationen. Diese Risikofaktoren blieben bis in das Schulalter hinein erhalten, wobei es vermehrt zu Schulwechseln, Umzügen und Trennungen der Eltern kam.

Die dargestellten Ergebnisse zeigen übereinstimmend, dass spätere Lern- und Verhaltensschwierigkeiten mit frühkindlichen Risiken wie pränatale Komplikationen, elterliche psychiatrische Erkrankungen, familiäre Instabilität und soziale Benachteiligung verbunden sind. Als protektive Entwicklungsfaktoren wirken Temperamentsmerkmale (Thomas et al. 1968; Rutter 1974) sowie spezielle unterstützende menschliche Beziehungen im frühen Entwicklungsalter. Das gute Verhältnis zu einem Elternteil vermindert den ansonsten schädigenden Einfluss einer zerstrittenen Beziehung, ohne ihr jedoch gänzlich vorbeugen zu können (Rutter 1974, 1978). Tress (1986) fasst die Literatur zum Thema entwicklungsprotektiver Faktoren der sozialen Kindheit dahin gehend zusammen, dass auf der einen Seite Bedingungen wirken, die von einer speziellen protektiven menschlichen Beziehung handeln, auf der anderen solche, die allgemeine »unspezifische« protektive Aspekte des sozialen Umfelds betreffen.

Für den Zeitraum der frühen Kindheit fanden Werner und Smith (1982) folgende Belastungsmomente, die mit späteren psychischen Störungen im Erwachsenenalter im Zusammenhang stehen:

- Trennung von der primären Pflegeperson während des ersten Lebensjahrs,
- die Geburt jüngerer Geschwister innerhalb von zwei Jahren nach der eigenen Geburt,
- wiederholte Kinderkrankheiten,
- Krankheiten der Eltern (körperlich oder psychisch),
- bedeutsame Entwicklungsprobleme der Geschwister,
- Abwesenheit des Vaters,
- Arbeitslosigkeit des Ernährers,
- Wohnortwechsel,

- Scheidung der Eltern,
- Wiederheirat,
- Trennung oder Tod von älteren Geschwistern oder nahen Kinderfreunden,
- Unterbringung bei Pflegeeltern.

Auch wenn wir über die Risikofaktoren für die spätere psychische Stabilität einiges wissen, so sagen sie nichts über das Auftreten spezifischer Verhaltensauffälligkeiten voraus.

Altersspezifische Effekte psychosozialer Belastungen

Poustka (1991) differenziert in Abhängigkeit vom Alter und Geschlecht der Kinder den Einfluss sozialer Belastungsfaktoren. Während bei vier- bis siebenjährigen Jungen Arbeitslosigkeit, Beziehungsprobleme der Erwachsenen, Sorgen der Mutter, schlechter sozioökonomischer Status und neurologische Auffälligkeiten des Kindes mit psychischen Symptomen in enger Beziehung standen, waren bei acht- bis elfjährigen Jungen vor allem folgende Faktoren wirksam: abweichende Familienverhältnisse, allein erziehender Elternteil, Arbeitslosigkeit, Streit der Eltern, Sorgen wegen Problemen anderer Kinder in der Familie, Depression der Mutter, somatische Beschwerden der Mutter, Krankheit des Vaters, Suchtgefährdung des Vaters und sozioökonomischer Status. Bei den zwölf- bis siebzehnjährigen Jungen erwiesen sich besonders frühe Trennungen von einer Bezugsperson, Arbeitslosigkeit der Eltern, Sorgen wegen Problemen anderer Kinder in der Familie, Depression der Mutter, Depression des Vaters, Suchtgefährdung des Vaters und der sozioökonomische Status als negativ für das Verhalten. Im Alter von vier bis sieben Jahren reagierten die Mädchen bei Streit in der Ehe, Depression der Mutter, Depression des Vaters, allein erziehendem Elternteil besonders mit Schwierigkeiten. Frühere Trennungen von einer engen Bezugsperson, Trennung durch Krankenhausaufenthalt, Streit in der Ehe, Depression der Mutter und der sozioökonomische Status stellten relevante Faktoren für psychische Störungen bei den acht- bis elfjährigen Mädchen dar, während zwölf- bis siebzehnjährige Mädchen durch frühere Trennungen von einer engen Bezugsperson, abweichende Familienverhältnisse, Sorgen wegen Problemen anderer Kinder in der Familie und Strafdelikten der Eltern in ihrem Verhalten besonders irritierbar waren. Poustka (1991) folgert aus diesen Ergebnissen, dass die Sensibilität für derartige negative Umwelt- und Familienfaktoren und ihre unmittelbaren Auswirkungen auf Kinder unter anderem auch durch geschlechts- und altersbezogene Merkmale beeinflusst werden. Eine große Anzahl wissenschaftlicher Untersuchungen führte zum Ergebnis, dass psychosozialen Variablen eine wichtige Rolle in der Entstehung von kinder- und jugendpsychiatrischen Erkrankungen zukommt und dass sie in einem bedeutenden Zusammenhang mit der Prognose und dem Verlauf sowie dem Behandlungserfolg stehen (van Goor-Lambo 1993). Die systematische Erfassung aktueller abnormer familiärer und sozialer Umstände in einer Inanspruchnahmepopulation von Kindern, die wegen Verhaltensschwierigkeiten kinderpsychiatrisch behandelt wurden, verdeutlicht die große pathogenetische Bedeutung von Umweltfaktoren bei der Entstehung psychischer Störungen. Nur bei 18 Prozent der behandelten Kinder und Jugendlichen waren keine bedeutsamen abnormen Umstände festzustellen. Bei 23 Prozent der Stichprobe waren psychische Störungen bei anderen Familienmitgliedern vorhanden, in 21 Prozent bestanden Disharmonie in der Familie, in 19 Prozent Mangel an emotionaler Wärme in familiären Beziehungen, ausgeprägte oder abnorme familiäre Beziehungen, in zwölf Prozent lag eine unzureichende oder verzerrte intrafamiliäre Kommunikation vor, und in sieben Prozent bekamen die Kinder und Jugendlichen eine unzureichende Anregung im sozialen, sprachlichen oder Wahrnehmungsbereich. In einer Untersuchung zur Wirkung psychosozialer Risikofaktoren stellten Poustka und Schmeck (1993) fest, dass insbesondere abnormen intrafamiliären Beziehungen ein bedeutsamer Einfluss zukommt. Denner und Poustka (1993) ließen Kinder ihre unmittelbaren Lebensumstände beschreiben. Die vergleichende Beurteilung durch Ärzte und Psychologen ergab eine Unterschätzung des von dem Kind selbst wahrgenommenen Mangels und der vom Kind registrierten Überbehütung. Diese Diskrepanzen verdeutlichen, wie wichtig es ist, Kinder direkt, konkret und systematisch zu befragen, um die kindliche Einschätzung und ihre Wahrnehmung sozialer Belastungen verstehen zu können.

Auswirkungen früher Deprivation im Kindesalter

Obwohl biografische Faktoren in der Pathogenese von Bindungsstörungen entscheidend sind, ist zu vermuten, dass biologische Faktoren im Sinne von Vulnerabilitäten eine zusätzliche Rolle spielen. Leicht irritierbare Neugeborene entwickeln mit höherer Wahrscheinlichkeit eine unsichere Bindung (Fremmer-Bombik 1996), die als Risikofaktor für die Entwicklung einer Bindungsstörung angesehen wird.

Es ist unstrittig, dass unzureichende Betreuung in der frühen Kindheit für die Pathogenese die entscheidende Rolle spielt, obwohl Daten an bindungsgestörten Kindern kaum erhoben wurden. Vielmehr handelt es sich eher um Rückschlüsse aus Beschreibungen von Kindern aus institutioneller Erziehung und misshandelten, vernachlässigten Kindern (Übersichten bei Zeanah 1997; Zeanah u. Emde 1994; Greenberg 1999). Allerdings bleibt bei vielen Studien die Frage offen, ob nicht Bindungstypen als psychopathologische Diagnose im Sinne einer Bindungsstörung missverstanden werden (Seiffge-Krenke 1999).

Eine Studie an adoptierten englischen und rumänischen Kindern mit unterschiedlich langer Deprivationsdauer (O'Connor et al. 1999; O'Connor u. Rutter 2000) zeigt einen eindeutigen Zusammenhang zwischen Deprivationsdauer und Auftreten von Zeichen einer Bindungsstörung. Die Tatsache, dass 70 Prozent der Kinder nach langer Deprivation keine Bindungsstörung entwickeln, verweist auf die *komplexe Interaktion* pathogener und schützender Faktoren. Die Studie zeigt außerdem, dass auch nach kurz dauernder Deprivation bereits eine Bindungsstörung entstehen kann. Diese Befunde sprechen für ein multifaktorielles Ätiologiemodell, in dem biologische Vulnerabilität, Intensität und Dauer der Deprivation und schützende Faktoren sich zu einem »developmental puzzle« (O'Connor u. Rutter 2000) zusammenfügen.

Entwicklungsorientierte differenzielle Interventionen

Noam und Röper (1999) fordern, Behandlungsstrategien an ein entwicklungspsychologisches Verständnis zu koppeln. Ihrer Meinung nach könnte ein entwicklungspsychologischer Ansatz entscheidend zum Verständnis beitragen, warum manche Behandlungsmethoden in einem bestimmten Altersbereich gut funktionieren und andere nicht. Außerdem könne er dem Praktiker helfen, aus der Vielzahl vorhandener Interventionsmöglichkeiten diejenigen auszuwählen, die am meisten Erfolg versprechen. Die unterschiedlichen Entwicklungsstufen verlangen anderes therapeutisches Vorgehen, da unterschiedliche Entwicklungsaufgaben bewältigt werden müssen und in Abhängigkeit vom Alter unterschiedliche Ressourcen und Problemlösefähigkeiten vorhanden sind. Aus entwicklungspsychologischer Sicht – so Noam und Röper (1999) – helfe die klinische Intervention schon deshalb, weil der Patient sich in einem Entwicklungsprozess befindet und Entwicklungskräfte existieren, mit denen sich Psychotherapeuten verbünden können, die es aber auch zu kennen und zu nutzen gelte.

Kazdin (1994) hebt ebenfalls die entwicklungspsychologische Dimension bei der Indikationsstellung für eine bestimmte Psychotherapie hervor. Ob und wie interveniert werden muss, erfordert Wissen über den Entwicklungsverlauf und die altersgemäße Anpassung, ebenso sollte der Einfluss von weiteren belastenden Variablen, die Bedeutung von Umweltfaktoren, der familiären Situation sowie des sozialen Lebensraumes der Betroffenen einbezogen werden. Fragen der Motivation, kritische Ereignisse in der Therapie und schwieriger Verlauf sollten ebenso wie die Kenntnis über frühkindliche Belastungsfaktoren nicht vernachlässigt werden. Die Ergebnisse einer Metaanalyse von Durlak et al. (1991) zur Wirksamkeit kognitiver Verhaltenstherapien in Abhängigkeit vom Lebensalter belegen beeindruckend, dass die Effektstärken bei Elf- bis Dreizehnjährigen wesentlich höher sind als im Alter von fünf bis sieben sowie sieben bis elf Jahren, sodass für die differenzielle Indikationsstellung dem Alterseinfluss, das heißt der entwicklungspsychologischen Perspektive, eine besondere Bedeutung zukommt. In ihrem Beitrag »Developmental theory and the practice of clinical child psychology« arbeiten Ollendick und Wasey (1999) den Zusammenhang zwischen einer entwicklungsorientierten Diagnostik und Behandlung im Kindesalter heraus. Ihrer Meinung nach sollte die Kenntnis von Entwicklungsprozessen stärker Eingang in den klinischen Alltag finden. Da Eltern meistens ihre Kinder zur Behandlung bringen, sollte nach Achenbach (1987) sorgsam unterschieden werden zwischen Situationen, in denen untersucht, beobachtet und beraten werden sollte, und solchen, in denen eine Behandlung dringend notwendig ist, um negative Langzeitfolgen zu verhindern. Die Interessen des Kindes und die Einschätzung seiner Entwicklungsmöglichkeiten, aber auch Hemmungen, sollten hierbei nach Ollendick und Wasey (1999) leitend sein.

Eyberg et al. (1998) weisen darauf hin, dass es wenig empirische Daten über die Effektivität spezifischer Interventionsmaßnahmen in verschiedenen Altersstufen gibt. Einige Studien konnten nachweisen, dass Elterntraining bei jüngeren Kindern erfolgreicher ist als bei Adoleszenten (Dishion u. Patterson 1992; Ruma et al. 1996). Zu ähnlichen Resultaten kamen Barrett und Mitarbeiter (1996), die eine familienbasierte und kindorientierte Intervention bei Angststörungen zwischen sieben und vierzehn Jahren durchführten. Ihr kombinierter Behandlungsansatz umfasste ein Elterntraining im Umgang mit den kindlichen Ängsten und dem Vermeidungsverhalten, Unterstützung der Eltern, Bewältigung eigener Ängste und Verstärkung von Problemlöseverhalten bei Interaktionen mit dem Kind. Die Einzeltherapie des Kindes bestand aus einem kognitiven Verhaltensansatz, der ihm half, mit seinen Ängsten besser umzugehen, mehr Selbstsicherheit und Selbstkontrollfähigkeiten aufzubauen. In einem zweiten Setting wurde auf die Einbeziehung der Eltern verzichtet und ausschließlich kindbezogen Interventionen durchgeführt. Bei den Therapieeffekten zeigte sich ein deutlicher Alterseffekt. Die kombinierte Familien- und Einzeltherapie war bei den sieben- bis zehnjährigen Kindern effektiver als bei den elf- bis vierzehnjährigen Präadoleszenten. Andererseits war das individuelle Behandlungsprogramm bei jenen dem kombinierten Ansatz überlegen. Die Ergebnisse legen die Schlussfolgerung nahe, dass bei älteren Kindern und Jugendlichen der Aufbau von Selbststeuerung und Selbstkompetenz mehr Veränderungen bewirkt als eine Stärkung der elterlichen Kompetenzen.

Entwicklungsperspektive, Bindungsqualität und Behandlungskontext

Nach Masten und Braswell (1991) trägt die Entwicklungsperspektive dazu bei, den Behandlungskontext neu zu betrachten. So müssen im Kindes- und Jugendalter biologische, psychische und soziale Ebenen parallel betrachtet werden: »Eine Fokussierung auf einen Bereich, zum Beispiel nur die psychische Problematik und ihre Entwicklung in der Therapie, wird der Entwicklungsdynamik im Kindes- und Jugendalter nicht gerecht. Zeitlich zur Therapie verlaufende Reifungsprozesse müssen ebenso wie geschlechtsspezifische Unterschiede von Entwicklungen, insbesondere in der Adoleszenz, Beachtung finden« (Brisch u. Kächele 1999, S. 576).

Darüber hinaus ist das familiäre Milieu speziell für junge Kinder von hohem Einfluss und muss bei entsprechenden Interventionen besonders beachtet und einbezogen werden (Ollendick 1996). Obwohl die systematische Untersuchung von altersbezogenen Effekten von Behandlungen erst im Anfangsstadium ist, gilt es, diese Entwicklungsperspektive besonders in den Fokus zu stellen. Ausgehend von frühen Risikofaktoren und psychischen Störungen werden in den folgenden Beiträgen Perspektiven einer entwicklungsorientierten Diagnostik und Therapie entwickelt (Lehmkuhl 1994; Dornes 2000). Hierbei stellt sich die Frage, zu welchem Zeitpunkt welches Kind und welche Familie frühe Interventionen braucht und welche Langzeitergebnisse mit und ohne Maßnahmen zu erwarten sind. Auch wenn inzwischen eine ganze Reihe von empirischen Ergebnissen zu diesen Fragen vorliegen, wird es ein zukünftiges Ziel sein, differenzielle, entwicklungsorientierte, diagnostische und therapeutische Interventionen zu entwickeln (Lehmkuhl 2003).

Literatur

Achenbach, T. H. (1987): The developmental study of psychopathology: Implications for psychotherapy and behavior change. In: Garfield, S. L.; Bergin, A. E. (Hg.), Handbook of Psychotherapy and Behavior Change. 3. Aufl. New York, S. 117–154.

Barrett, P. M.; Dadds, M. R.; Rapee, R. M. (1996): Family treatment of childhood anxiety: A controlled trial. Journal of Consulting and Clinical Psychology 64: 333–342.

Brisch, K. H.; Kächele, H. (1999): Entwicklungsorientierte Evaluation in der Psychotherapie. In: Oerter, R.; v. Hagen, C.; Röper, G.; Noam, G. (Hg.), Klinische Entwicklungspsychologie. Weinheim, S. 557–576.

Chess, S. (1984): Origins and Evolution of Behavior Disorders: From Infancy to Early Adult Life. New York.

Denner, S.; Poustka, F. (1993): Kinder beschreiben ihre unmittelbaren Lebensumstände. In: Poustka, F.; Lehmkuhl, U. (Hg.), Gefährdung der kindlichen Entwicklung. München, S. 27–33.

Dishion, T. J.; Patterson, G. R. (1992): Age effects in parent training outcome. Behavior Therapy 23: 719–729.

Dornes, M. (2000): Die emotionale Welt des Kindes. Frankfurt a. M.

Durlak, J. A.; Fuhrman, T.; Lampman, C. (1991): Effectiveness of cognitive-behavior therapy for mal-adapting children: A meta-analysis. Psychol. Bull. 110: 204–214.

Ernst, C. (1990): Revision der Traumatheorie. Prax. Psychother. Psychosom. 35: 177–189.

Esser, G.; Laucht, M.; Schmidt, M.; Löffler, W.; Reiser, A.; Stöhr, R.-M.; Weindrich, D.; Weinel, H. (1990): Behavior problems and developmental status of 3 month-old infants in relation to organic and psychosocial risks. Eur. Arch. Psychiatr. Neurol. Sci. 239: 384–390.

Eyberg, S. M.; Schumann, E. M.; Rey, J. (1998): Child and adolescent psychotherapy research: Developmental issues. Journal of Abnormal Child Psychology 26: 71–82.

Fergusson, D.; Horwood, J.; Lynskey, M. (1994): The childhood of multiple problem adolescents: A 15-year longitudinal study. Journal of Child Psychology and Psychiatry 35: 1123–1140.

Fremmer-Bombik, E. (1996): Der Beitrag der Bindungsforschung zur klinischen Beziehungsdiagnostik. Kindheit und Entwicklung 5: 155–159.

Goor-Lambo, G. v. (1993): Die Entwicklung der sogenannten psychosozialen Achse der WHO. Die Erfassung abnormer psychosozialer Belastungen. In: Poustka, F.; Lehmkuhl, U. (Hg.), Gefährdung der kindlichen Entwicklung. München, S. 44–56.

Greenberg, M. T. (1999): Attachment and psychopathology in childhood. In: Cassidy, J.; Shaver, P. R. (Hg.), Handbook of Attachment. New York, S. 469–496.

Kagan, J. (1987): Die Natur des Kindes. München.

Kazdin, A. E. (1994): Psychotherapie mit Kindern und Jugendlichen. Psychotherapeut 39: 345–352.

Koestner, R.; Franz, C.; Weinberger, J. (1990): The family origins of empathic concern: A 26-year-longitudinal study. J. Person. Soc. Psychol. 58.

Lehmkuhl, G. (1994): Die Bedeutung psychosozialer Belastungen und der Familienstruktur für die kindliche Entwicklung. In: Lehmkuhl, U. (Hg.), Beiträge zur Individualpsychologie 20: 140–149.

Lehmkuhl, G. (2003): Differentielle Therapieindikation. In: Esser, G. (Hg.), Lehrbuch der klinischen Psychologie und Psychotherapie des Kindes- und Jugendalters. Stuttgart, S. 545–554.

Lehmkuhl, G.; Lehmkuhl, U. (1991): Die Bedeutung neuer entwicklungspsychologischer Ergebnisse für die Individualpsychologie. In: Ahrens, Th.; Lehmkuhl, U. (Hg.), Entwicklung und Individuation. Beiträge zur Individualpsychologie 14. München, S. 103–114.

Lichtenberg, J. D. (1990): Einige Parallelen zwischen den Ergebnissen der Säuglingsbeobachtung und klinischen Beobachtungen an Erwachsenen, besonders Borderline-Patienten und Patienten mit narzißtischer Persönlichkeitsstörung. Psyche 44: 871–901.

Masten, A. S.; Braswell, L. (1991): Developmental psychopathology: An integrative framework. In: Martin, P. R. (Hg.), Handbook of Behavior Therapy and Psychological Science: An Integrative Approach. New York, S. 35–56.

Noam, G.; Röper, G. (1999): Auf dem Weg zu entwicklungspsychologisch differentiellen Interventionen. In: Oerter, R.; v. Hagen, C.; Röper, G.; Noam, G. (Hg.), Klinische Entwicklungspsychologie. Weinheim, S. 478–511.

O'Connor, T. G.; Bredenkamp, D.; Rutter, M.; English and Romanian Adoption Adoptees Study Team (1999): Attachment disturbances and disorders in children exposed to early severe deprivation. Inf. Ment. Health J. 20: 10–29.

O'Connor, T. G.; Rutter, M. (2000): Attachment disorder behavior following early severe deprivation: Extension and longitudinal follow-up. J. Am. Acad. Child Adolesc. Psychiatry 39: 703–712.

Ollendick, T. H. (1996): Violence in society: Where do we go from here? Behavior Therapy 27: 485–514.

Ollendick, T. H.; Wasey, M. W. (1999): Developmental theory and the practice of clinical child psychology. Journal of Clinical Child Psychology 28: 457–466.

Plomin, R.; de Fries, J. C. (1985): Origins of individual differences in infancy. The Colorado Adoption Project. London.

Poustka, F. (1991): Die Behandlung schwer deprivierter Kinder – Richtlinien zur Einschätzung und Therapie ausgeprägter Vernachlässigung im Kindesalter. In: Lehmkuhl, U. (Hg.), Therapeutische Aspekte und Möglichkeiten in der Kinder- und Jugendpsychiatrie. Berlin, S. 65–84.

Poustka, F.; Schmeck, K. (1993): Unterschiedliche Bedeutsamkeit von psychosozialen Risikofaktoren für psychische Auffälligkeit bei Mädchen und Jungen verschiedener Altersgruppen. In: Poustka, F.; Lehmkuhl, U. (Hg.), Gefährdung der kindlichen Entwicklung. München, S. 84–88.

Robins, L.; Rutter, M. (1990): Straight and Devious Pathways from Childhood to Adulthood. New York.

Ruma, P. R.; Burke, R. V.; Thompson, R. W. (1996): Group parent training: Is it effective for children of all ages? Behavior Therapy 27: 159–170.

Rutter, M. (1974): Epidemiological strategies and psychiatric concepts in research on the vulnerable child. In: Anthony, E. J.; Koupernik, C. (Hg.), The Child in His Family. Bd. 3. Children at Psychiatric Risk. New York.

Rutter, M. (1978): Bindung und Trennung in der frühen Kindheit: Forschungsergebnisse zur Mutterdeprivation. München.

Rutter, M. (1985): Resilience in the face of adversity: Protective factors and resistance to psychiatric disorder. British Journal of Psychiatry 147: 498–611.

Rutter, M. (1996): Developmental psychopathology: Concepts and prospects. In: Lenzenweger, M. F.; Haugaard, J. J. (Hg.), Frontiers of Developmental Psychopathology. New York, S. 209–237.

Schmidt, M. H. (1993): Was trägt das Umfeld zur Entstehung psychischer Störungen bei und wie beeinflußbar ist es? In: Pouska, F.; Lehmkuhl, U. (Hg.), Gefährdung der kindlichen Entwicklung. München, S. 16–26.

Seiffge-Krenke, I. (1999): Transmission von Bindung. Editorial. Prax. Kinderpsychol. Kinderpsychiat. 48: 71–72.

Thomas, A.; Chess, S. (1977): Temperament and Development. New York.

Thomas, A.; Chess, S.; Birch, H. (1968): Temperament and Behavior Disorders in Children. London.

Tress, W. (1986): Das Rätsel der seelischen Gesundheit. Göttingen.

Tress, W.; Reister, G. (1990): Zur traumatischen Chimäre des unempfindlichen Kleinkindes. Prax. Psychother. Psychosom. 35: 190–204.

Werner, E. (1990): Protective factors and individual resilience. In: Meisels, S.; Schonkoff, J. (Hg.), Handbook of Early Childhood Intervention. Cambridge, S. 97–116.

Werner, E.; Smith, R. (1992): Overcoming the Odds. High-Risk Children from Birth to Adulthood. Ithaca/London.

Zeanah, C. H. (1997): Psychopathology in infancy. J. Child Psychol. Psychiat. 38: 81–99.

Zeanah, C. H.; Emde, R. N. (1994): Attachment of disorders in infancy and childhood. In: Rutter, M.; Taylor, E.; Hersov, L. (Hg.), Child and Adolescent Psychiatry: Modern Approaches. 3. Aufl. Oxford, S. 490–504.

Hans-Ulrich Wittchen, Tanja Brückl und Uwe Ruhl

Haben frühe psychische Störungen Folgen?

Eine prospektiv-longitudinale Betrachtung ausgewählter psychopathologischer Syndrome und Störungen von der Kindheit bis ins frühe Erwachsenenalter

Die Erforschung psychischer Störungen im Kindes- und Jugendalter und besonders die Frage nach den entwicklungspsychopathologischen »pathways« psychischer Störungen in das Erwachsenenalter steht in einem kritischen Spannungsfeld. Dieses Spannungsfeld ist nicht nur durch die vielfältigen methodentechnischen und konzeptuellen Probleme der Definition und Erfassung klinisch bedeutsamer Störungen und Syndrome sowie der Beurteilung ihrer klinischen Wertigkeit in verschiedenen Altersstufen bestimmt, sondern noch mehr durch die Frage, wie adäquat distale und proximale Vulnerabilitäten und Risikofaktoren, welche die Expression und den weiteren Verlauf psychischer Störungen bestimmen, identifiziert werden können. Noch mehr als im Erwachsenenalter sind wir dabei sowohl mit zum Teil ungelösten Fragen der Bewertung von auffälligen Entwicklungsdevianzen in Abgrenzung von klinisch bedeutsamen und interventionsbedürftigen Auffälligkeiten im Verlauf konfrontiert als auch mit der Suche nach und der Differenzierung von damit assoziierten Vulnerabilitäten und Risiken im Zeitverlauf. Eine zwingende Voraussetzung der Interpretation von möglicherweise »kausalen«, also nicht nur mit Psychopathologie assoziierten, Faktoren ist dabei die Kenntnis nicht nur des Spontanverlaufs einzelner, sondern eines möglichst umfassenden Spektrums verschiedener psychischer Störungen. Eine derartige breitere Berücksichtigung psychopathologischer Syndrome ist vor dem Hintergrund des Befunds erforderlich, dass bereits in frühen Lebensstadien ein bemerkenswert hohes Ausmaß von Querschnitts- und sequenzieller Komorbidität (das heißt Vorliegen von mehr als einer psychischen Störung) zu beachten ist. Im Falle von Komorbidität ist die Frage bedeutsam, ob »frühe« Auffälligkeiten direkte oder vermittelnde Risikofaktoren für spätere Psychopathologie sind oder ob spätere psychische Störungen lediglich phänotypisch anders anmutende Manifestationen »früherer« Störungen sind (beispielsweise im Sinne eines syndromalen Wandels). Ohne eine gesicherte Kenntnis des Spontanverlaufs eines breiteren Spektrums psychischer Störungen ist im Zusammenhang mit der Interpretation putativ »kausaler« Vulnerabilitäts- und Risikofaktoren die Fehlschlussgefahr hoch.

Die gesicherte Datenlage zu diesen Fragen ist, trotz einer Reihe zwischenzeitlich vorliegender klinischer und epidemiologischer Verlaufsstudien (z. B. Esser et al. 1990, 1992; Feehan et al. 1995; McGee et al. 1990, 1992; Fergusson u. Horwood 2001), durchaus mager zu nennen, da prospektiv-longitudinale Untersuchungen zu den Übergängen von der Kindheit zur Adoleszenz, von der Adoleszenz zum Erwachsenenalter und späteren Phasen des Lebens extrem aufwändig, methodisch problematisch und deshalb selten sind. Grundlegende Beiträge, etwa zu der Frage, wie die Stufen und Phasen mit den entwicklungspsychopathologischen Auffälligkeiten und Störungen in Beziehung stehen, sind unter anderen von Rutter und Garmezy (1983), Sroufe und Rutter (1984), Cicchetti und Cohen (1995) sowie Rolf et al. (1990) umfassend beschrieben worden und werden fortlaufend in einer eigenen Zeitschrift (»Development and Psychopathology«) diskutiert.

Dabei ist deutlich geworden, dass das Verständnis der Entwicklungspsychologie – besonders der Entwicklungspsychopathologie – sich mit dem der Klinischen Psychologie sowie der Kinder- und Jugendpsychiatrie mit zunehmender Konvergenz überschneidet, ohne allerdings bislang die Ableitung überzeugender Modelle zu erlauben. Zumeist wird angenommen, dass der Mensch als ein in sich selbst organisierendes System sich im günstigsten Fall fortlaufend ausdifferenziert und die so entstehende Komplexität hierarchisch integriert (Oerter 2003). Derartige Entwicklungsprinzipien erleichtern es durchaus, gesunde wie auch pathologische Entwicklungen – aber im vorliegenden Beitrag interessanterweise auch die Genese von Störungen – zu untersuchen und die Komplexität in vorläufigen und heuristisch wertvollen Rahmenmodellen zu ordnen (Cicchetti u. Cohen 1995). Auf der Suche nach inneren und äußeren Faktoren, die stabilisierend oder destabilisierend auf die Entwicklung wirken, haben sich in diesem Untersuchungsfeld Vulnerabilitätsrisikomodelle als hilfreiche Heuristik durchgesetzt, da sie sowohl im biomedizinischen als auch im entwicklungspsychologischen Sinne Lernkonstrukte abbilden können – zum Beispiel im Zusammenhang mit potenziellen Schutzfaktoren, Resilienz-Prozessen sowie der Auffindung kausaler Risikofaktoren und ihre Abgrenzung von Korrelaten.

In der Vergangenheit konzentrierte sich ein Großteil der Forschung auf eher breite sozialpsychologische Risikofaktoren-Konstrukte wie Armut, Wohngebiet, Zugehörigkeit zu Randgruppen auf der einen sowie so genannten externalisierenden Problemen wie Aggression, Gewalt und Substanzmissbrauch auf der anderen Seite. In den letzten Jahren hat sich die Aufmerksamkeit zunehmend spezifischeren Faktoren wie familiären Vermittlungsfaktoren (Depressivität der Mutter), neurokognitiven Prozessen sowie Problemlöse- und Copingstrategien zugewendet. So wurden zunehmend Diagnosen psychischer Störungen selbst – »frühe« oder »primäre« Störungen – als Risikofaktoren für sekundäre, spätere Störungsentwicklungen operationalisiert. Die Integration der vielfältigen Befunde zu dieser Frage zeigt zusammenfassend ein komplexes und schwer zu interpretierendes Bedingungsgefüge, bei dem sich möglicherweise in additiver Weise Wirkungen von Markern, kausalen und nichtkausalen Risikofaktoren mit modifizierenden Faktoren sowie Konsequenzen derselben in oft wissenschaftlich nur schwer zugänglicher Weise vermischen. Unsere bisherigen Risikofaktorenkonstrukte sind ebenso wie unsere aktuellen diagnostischen Konstrukte offensichtlich Indikatoren für wesentlich komplexere und bislang noch nicht hinreichend beschreibbare Mechanismen und Prozesse, deren Klärung noch aussteht.

Vulnerabilität als Vorbestehen (distaler) biologischer, psychologischer oder sozialer Konstellationen eines Individuums, die *nur* bei Eintreten »passender« Risikofaktoren wirksam werden, sind im Gegensatz zu dem neutraleren Risikobegriff noch schwieriger zu konzeptualisieren, vor allem wenn bei der Prüfung der kritischen Interaktion mit proximalen Risikofaktoren auch noch eine etwaige Komorbidität beachtet werden muss. Gegenüber Risikofaktoren im Sinne von zeitlich einem negativen Outcome vorausgehenden Einflüssen ist folgerichtig die empirische Prüfung der Annahme so genannter protektiver Faktoren noch problematischer. Sind sie mehr als das Gegenteil von Risikofaktoren? Lassen sie sich gleichermaßen präzise erfassen und in Interaktion mit Vulnerabilität und Outcome untersuchen? Ähnliche Probleme weist das ebenfalls populäre Konstrukt der Resilienz auf, mit dem bei Längsschnittstudien häufig versucht wird, zu erklären, warum auch Kinder und Jugendliche mit einem hohen Vulnerabilitätspotenzial und massiven Risikokonstellationen eine günstige Entwicklung nehmen können.

In diesem Spannungsfeld haben wir kürzlich im Rahmen einer longitudinalen Längsschnittstudie an Jugendlichen und jungen Erwachsenen erste Versuche unternommen, die Voraussetzungen zur Prüfung der relativen Bedeutung und der Interaktionen verschiedener Faktorengruppen zu prüfen. Dabei konzentrierten wir uns in erster Linie auf die Untersuchung des Spontanverlaufs kritischer psychopathologischer Symptome und Syndrome bei Kindern und Jugendlichen, die mit guter Zuverlässigkeit und relativ hoher Konsistenz über Erhebungsquellen hinweg erfasst werden können. Unsere Grundannahme ist dabei, dass frühe psychische Störungen und Syndrome im Kindesalter und der frühen Adoleszenz, im Sinne eines Symptom-/Progressionsmodells, möglicherweise als spezifische Risikofaktoren für psychische Störungen in der späteren Adoleszenz und dem Erwachsenenalter anzusehen sind. Dies schließt übrigens nicht aus, dass sich früherer Störungen in weiteren Analysen und Studien möglicherweise lediglich als machtvolle »breite« Risikomarker für gestörte Risikoverläufe erweisen. Abbildung 1 zeigt ein Beispiel für ein derartiges Symptom-/Progressionsmodell, in dem die Evolution zunächst rein sozial-

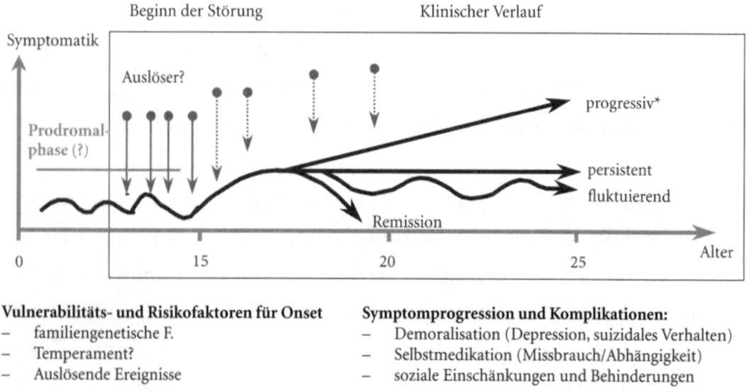

Abb. 1: Symptomprogression bei sozialer Phobie

phobischer Vorläufersyndrome im Kindes- und Jugendalter später durch Substanzmissbrauch und Depression kompliziert wird.

Ohne zunächst im Detail weiteren Determinanten für derartige Entwicklungen auf der biologischen, sozialen, interaktionellen und psychologischen Ebene Beachtung zu schenken, interessiert uns dabei die Frage, inwieweit psychische Störungen in der Kindheit und der Adoleszenz mit einem erhöhten Risiko verbunden sind, zu manifesten und schwereren Störungsbildern auszuwachsen. Ferner wollten wir die Frage klären, ob besonders kritische frühe psychopathologische Auffälligkeiten aufzufinden sind, die mit erhöhtem Risiko für besonders schwerwiegende komplikationsreiche Verläufe im frühen Erwachsenenalter einhergehen.

Fragestellung

Auf der Grundlage einer repräsentativen Bevölkerungsstichprobe von bei Einschluss in die Studie 14- bis 17-Jährigen, für die zugleich auch ausgewählte, unabhängig und standardisiert erhobene Elterninformationen über die Entwicklung seit der Geburt vorliegen, werden über einen Zeitraum von nahezu fünf Jahren (drei Untersuchungswellen) folgende Fragen untersucht:

- Welche Auffälligkeiten im Sinne psychischer Störungen werden von den Kindern retrospektiv über ihre Verhangenheit (Lebenszeit) im Querschnitt (zwölf Monate) sowie zu den einzelnen Nachuntersuchungszeitpunkten berichtet?
- Welche Auffälligkeiten und Störungen wurden von den Eltern über ihre Kinder (Geburt bis zum 14. Lebensjahr) berichtet?
- Wie ist die Stabilität dieser psychopathologischen und Verhaltensauffälligkeiten über die Untersuchungszeitpunkte hinweg sowie die Übergangswahrscheinlichkeit von elterlich berichteten Auffälligkeiten zu psychischen Störungen im frühen Erwachsenenalter?
- Sind Auffälligkeiten in der Kindheit und frühen Adoleszenz – über psychopathologische Komplikationen im Verlauf – hinaus mit kritischen Outcomes im frühen Erwachsenenalter assoziiert?

Methodik

Design

Die Methodik der Studie mit dem Namen »Early Developmental Stages of Psychopathology« (EDSP) wurde bereits an anderer Stelle ausführlich dargestellt (z. B. Wittchen et al. 1999) und soll hier nur kurz skizziert werden.

Die EDSP-Studie ist eine prospektive Längsschnittstudie, die über nahezu fünf Jahre hinweg bei einer repräsentativen Bevölkerungsstichprobe von 14- bis 24-Jährigen im Raum München die Prävalenz, Inzidenz und Komorbidität psychischer Störungen sowie Risiko- und protektive Faktoren untersucht (Lieb et al. 1998, 2000). Die längsschnittliche Datenerhebung erstreckte sich über drei Erhebungszeitpunkte. Insgesamt 3.021 14- bis 24-Jährige (Geburtsjahre 1970–1981) wurden 1995 in der Basiserhebung (T0) erfolgreich befragt (Antwortquote: 71 %). Die erste Nachfolge-Erhebung (T1) wurde 1996–1997 durchgeführt und beschränkte sich auf die jüngere Teilstichprobe (14–17 Jahre zur Basiserhebung); 1.228 Interviews wurden erhoben (Antwortquote: 88 %). Die zweite Folgeerhebung (T2) erfasste 1998–1999 die gesamte Ausgangsstichprobe, durchschnittlich 42 Monate nach der Basiserhebung; die Antwortquote lag bei 83 Prozent (N = 2.548).

Zu allen drei Erhebungszeitpunkten führten klinisch geschulte Interviewer und Interviewerinnen mit jedem Probanden und jeder Probandin persönliche standardisierte Interviews durch. Hierzu wurde die computergestützte Münchner Version des Composite International Diagnostic Interview (M-CIDI; Wittchen u. Pfister 1997) bei allen drei Erhebungen zur Erfassung der Psychopathologie und psychischer Störungen (DSM-IV) eingesetzt. Die untersuchten Zeiträume waren die Lebenszeit (Geburt bis zu T0 oder T2), die Zeitintervalle von der ersten bis zur aktuellen Erhebung (T0 zu T1 sowie T1 zu T2) sowie die jeweils zwölf Monate vor der Befragung (T0, T1, T2). Das M-CID-Interview erfasst eine breite Palette psychischer Störungen (einschließlich Substanzgebrauch und -abhängigkeit) und orientiert sich an den DSM-IV-Diagnosekriterien der American Psychiatric Association (1994).

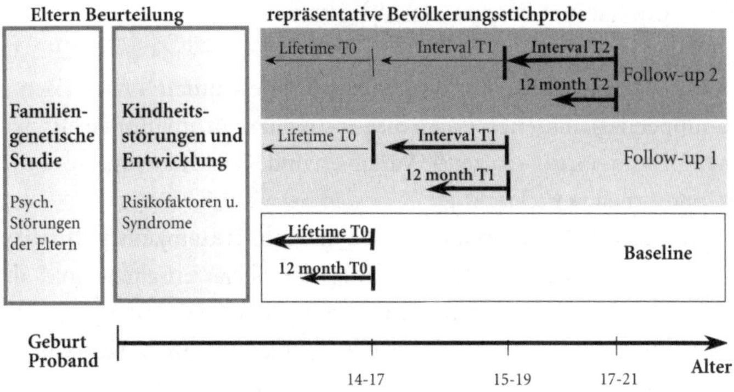

Abb. 2: EDSP-Design und Erhebungsstrategie

Untersuchungsstichprobe

Für die vorliegende Analyse wurden aus der ESDP-Gesamtstichprobe von ursprünglich 3.021 Probanden im Alter von 14–24 nur diejenigen ausgewählt, die a) zum Zeitpunkt der Basisuntersuchung 14–17 Jahre alt waren (n = 1.395), b) für die eine Untersuchung der Eltern vorlag (n = 1.053) und die an allen weiteren Untersuchungswellen teilgenommen hatten. Auf der Grundlage dieser Einschlusskriterien konnten insgesamt N = 963 Untersuchungspersonen für die vorliegenden Analysen berücksichtigt werden. 51 Prozent der Stichprobe waren männlich, über 90 Prozent lebten noch bei Eltern und zwei Drittel waren noch in schulischer Ausbildung. Über den Untersuchungszeitraum von nahezu fünf Jahren verringerte sich entwicklungsbedingt der Anteil der bei den Eltern lebenden Probanden auf 45 Prozent; in schulischer Ausbildung standen nur noch wenige Probanden. Detailliertere Informationen über die soziodemografischen Charakteristika der bei Einschluss in die Studie 14- bis 17-Jährigen wurden andernorts publiziert (Wittchen et al. 1999).

Diagnostische Gruppen und Konstrukte

Aus der umfassenden Untersuchungsbatterie wurden – neben den in Gruppen zusammengefassten diagnostischen Informationen aus dem M-CID-Interview – folgende Variablen und Konstrukte für die vorliegende Arbeit berücksichtigt:

- Aus dem Elterninterview wurden die Aufmerksamkeitsdefizit-/Hyperaktivitätsstörung, die Störung des Sozialverhaltens und das oppositionelle Trotzverhalten nach den DSM-IV-Kriterien des M-CIDI-Moduls erfasst. Die zwei letztgenannten Störungen wurden für die vorliegende Analyse zusammengefasst.
- Ebenfalls aus dem Elterninterview wurden auf der Grundlage der Child Behavior Checklist (Achenbach 1992) sowie aus dem Mannheimer Elterninterview (Esser et al. 1989) anhand von ausgewählten Fragen zur frühen Entwicklungsgeschichte der Kinder das Vorliegen von Ausscheidungsstörungen, Tics sowie Schlafstörungen beurteilt.
- Als Fünfjahres-Outcome-Kriterien wurden aus dem letzten Follow-up-Probandeninterview folgende Variablen ausgewählt: die Anzahl der Arbeits- und Produktivitätsausfalltage in den letzten vier Wochen, die Anzahl kritischer Lebensereignisse und belastender Lebensbedingungen im Follow-up-Intervall sowie der Substanzkonsum (Cannabiskonsum, mittlerer Tagesalkoholkonsum in Gramm sowie mittlere Anzahl gerauchter Zigaretten).

Der Fokus in der Auswertung liegt auf der Frage der Stabilität und Kontinuität psychopathologischer Syndrome von der Kindheit in das Erwachsenenalter. Dabei ist zu berücksichtigen, dass die vorgelegten Daten nicht als Prävalenz, sondern zumeist als Proportionen angegeben werden.

Ergebnisse

Frühere und aktuelle psychische Störungen 14- bis 17-Jähriger (Erstuntersuchung)

Von den 963 Probanden erfüllten 41 Prozent (n = 375) zum Zeitpunkt der Erstuntersuchung (Alter 14–17) die Lebenszeit-Kriterien mindestens einer der beurteilten diagnostischen Störungskriterien nach DSM-IV (s. Abb. 3). Ungefähr ein Drittel (31 %, n = 282) der Untersuchungskohorte erfüllte die diagnostischen Störungskriterien auch aktuell, das heißt in den letzten zwölf Monaten. Bereits in dieser frühen Altersgruppe zeigt sich eine bemerkenswert hohe Komorbidität. Die Kriterien von mehr als einer Störungsgruppe wurden von 41 Prozent erfüllt; 16 Prozent hatten drei oder mehr Diagnosen.

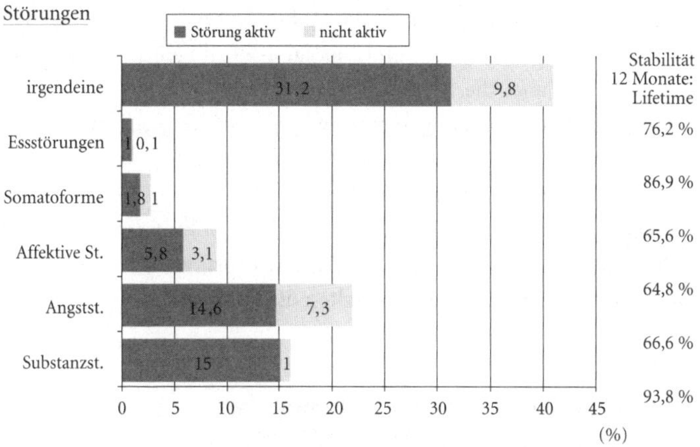

Abb. 3: Häufigkeit ausgewählter psychischer Störungen 14- bis 17-Jähriger (N = 963) zum Zeitpunkt der Erstuntersuchung (aktiv = zwölf Monate) und davor (nicht aktiv)

Die am häufigsten diagnostizierte Störungsgruppe waren *Angststörungen* (lebenszeitbezogen gesamt 21,9 %, 14,6 % auch aktuell). Die spezifischen Diagnosenhäufigkeiten ergaben folgende Reihe: Spezifische Phobien (13,4 %), Phobie NOS (5,9 %), Soziale Phobie (3,6 %), Agoraphobie (1,9 %), Trennungsangst (1,9 %), Panikstörung (0,8 %), generalisierte Angst (0,8 %), Zwangsstörungen (0,4 %), Posttraumatische Belastungsstörungen (0,2 %). Die Lebenszeit- zu Zwölfmonats-Stabilität über alle Diagnosen hinweg betrug 76,2 Prozent, variierte jedoch erheblich nach Diagnose: Die höchste diagnostische Stabilität bei der Basisuntersuchung ergab sich für die Agoraphobie (92 %) und die Soziale Phobie (76 %), die niedrigste für die Phobie NOS sowie Zwangsstörungen (45,6 % sowie 41,4 %).

Die zweithäufigste Störungsgruppe waren *Substanzmissbrauch* und *Abhängigkeit.* Dabei wurde am zahlreichsten Nikotinabhängigkeit (11,7 %), Alkoholmissbrauch (4,9 %) und -abhängigkeit (2,2 %) sowie Missbrauch von illegalen Drogen (2,0 %) und Drogenabhängigkeit (0,6 %) diagnostiziert. Alle Substanzstörungen sind durch hohe Lebenszeit- zu Zwölfmonats-Stabilität charakterisiert (94 %, Range: 77 %–100 %).

Affektive Störungen wurden bei nahezu neun Prozent der Kohorte diagnostiziert; dabei dominierte die Major Depression (6,7 %) gefolgt von der Dysthymie (1,5 %) und Bipolar-I-Störungen (1 %). Bemerkenswert ist dabei die hohe diagnostische Stabilität der Dysthymie (100 %) und der bipolaren Störungen (93 %) im Vergleich zur niedrigen Lebenszeit- zu Zwölfmonats-Stabilität der häufig episodisch verlaufenden Major Depression (52,5 %).

Somatoforme Störungen (Hypochondrie, Somatisierungs- und Schmerzstörung zusammen: 2,8 %) und Essstörungen (Anorexie und Bulimia nervosa: 1,1 %) wurden selten diagnostiziert.

Die Fälle mit einer psychischen Störung zur Basisuntersuchung (T0) – vier Jahre später (T2)

Zwei weitere Untersuchungswellen – ungefähr vier Jahre später – zeigten, dass 81,5 Prozent aller Probanden mit einer der oben genannten psychischen Störungen nach DSM-IV zur Basisuntersuchung entweder im Intervall oder bis zur letzten Nachuntersuchung weiterhin unter mindestens einer psychischen Störungen gelitten hatten.

Nur 18,5 Prozent waren in dieser Beurteilungsperiode oder zur Nachuntersuchung voll remittiert. 59 Prozent erfüllten aktuell auch zur abschließenden Untersuchung die vollen Kriterien einer DSM-IV-Störung (s. Abb. 4), weitere 23 Prozent erfüllten die Fallkriterien nur im Intervall und waren zur Nachuntersuchung mindestens partiell remittiert. Bei der Beurteilung der diagnosenspezifischen Befunde ist zu beachten, dass in Abbildung 4 nicht die diagnosenspezifische Stabilität betrachtet wird, sondern lediglich, ob Patienten beispielsweise mit Major Depression auch im Verlauf oder zum Nachuntersuchungszeitpunkt wieder irgendeine Diagnose erhielten. Bei dieser Betrachtung ergeben sich die niedrigsten Fallstabilitäten – wie bei der Erstuntersuchung – für die Major Depression (65,7 %), Zwangsstörungen (41,4 %) sowie Phobien NOS (49,2 %). Die höchsten Fall-Stabilitäten ergaben sich für Posttraumatische Belastungsstörungen, Essstörungen (beide 100 %) sowie bipolare Störungen (81 %), generalisierte Angststörungen (83 %), Missbrauch/Abhängigkeit illegaler Drogen (80 %) und die Panikstörung (78 %).

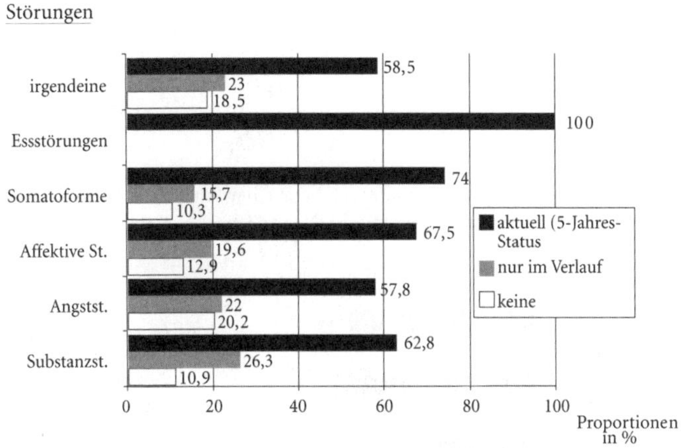

Abb. 4: Wie viele Probanden mit psychischen Störungen (N = 963) bei der Erstuntersuchung haben auch psychische Störungen im Verlauf und zur Schlussuntersuchung (fünf Jahre später)?

Prädiktiver Wert ausgewählter Eltern-Diagnosen

Nach dieser Charakterisierung des diagnostischen Status der Probanden über die Beurteilungsstrecke von nahezu vier Jahren aufgrund der diagnostischen Untersuchungsgespräche mit den Fällen, die eine bemerkenswerte Fallstatusstabilität ergab, soll nun geprüft werden, ob die von den Eltern beurteilten Kindheitsstörungen prädiktiv sind.

In den unabhängig und blind gegenüber den Ergebnissen der Probandenuntersuchungen durchgeführten Elterninterviews ergab sich

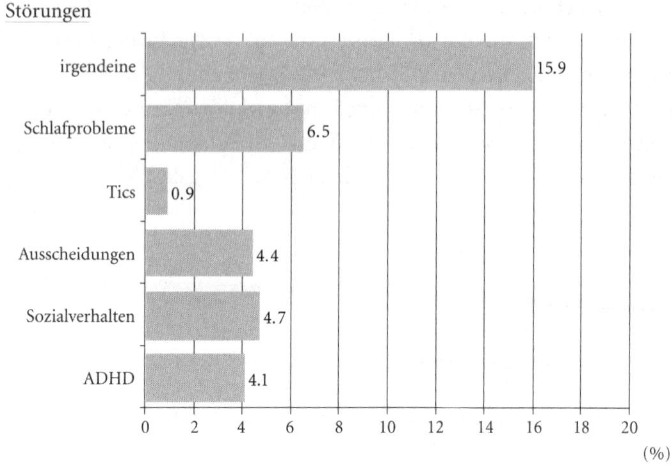

Abb. 5: Häufigkeit ausgewählter elterlich beurteilter Störungen im Kindes- und Jugendalter (bis zum 14. Lebensjahr, N = 963)

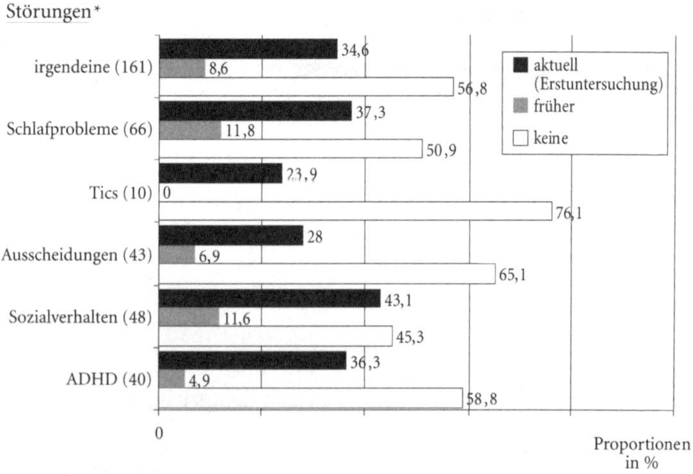

* *N Diagnosen Eltern*

Abb. 6: Wie viele der elterlich beurteilten Fälle mit psychischen Störungen (N = 963) in der Kindheit haben auch bei der Erstuntersuchung aktive oder nicht aktive psychische Störungen?

(s. Abb. 5), bei Berücksichtigung der ausgewählten Syndrome, dass 16 Prozent der untersuchten 963 Kinder mindestens eine der in Abbildung fünf aufgeführten Diagnosekriterien erfüllten. Diese waren, der Häufigkeit nach, verschiedene Formen von klinisch auffälligen Schlafstörungen, gefolgt von Störungen des Sozialverhaltens (einschließlich oppositionelles Trotzverhalten) und Aufmerksamkeitsdefizit-/Hyperaktivitätsstörung.

Wenn wir nun betrachten, inwieweit der diagnostische Status im Kindesalter prädiktiv für psychische Störungen in der Adoleszenz (s. Abb. 6) und im frühen Erwachsenenalter ist (s. Abb. 7), so zeigt sich ein bemerkenswert unterschiedliches Ergebnis. Der durch die Eltern ermittelte Fallstatus im Kindesalter offenbart bei der Basisuntersuchung nur geringe Zusammenhänge: 56,8 Prozent aller auffälligen Kinder erhielten keine DSM-IV-Diagnose zur Erstuntersuchung! Ein relativ hoher prädiktiver Wert ergab sich allein für Störungen des Sozialverhaltens, besonders niedrige Werte für Tics. Das heißt, von den 161 Fällen mit einer elterlich beurteilten Kindheitsstörung hat die Mehrzahl (56,8 %) zum Zeitpunkt der Basisuntersuchung der Pro-

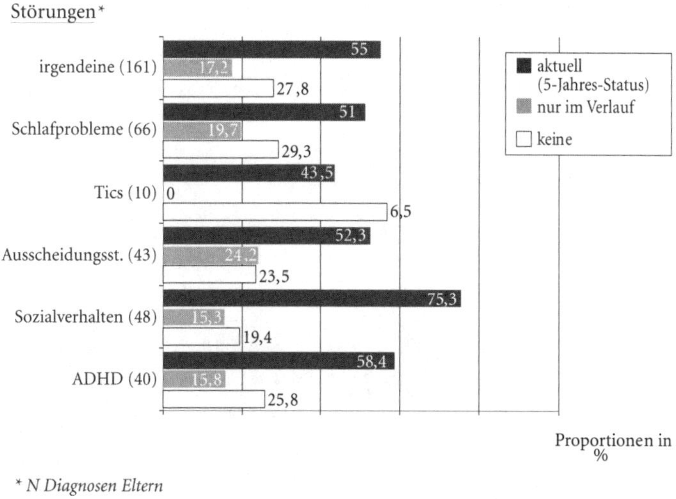

Abb. 7: Wie viele der elterlich beurteilten Fälle mit psychischen Störungen (N = 963) haben auch psychische Störungen im Verlauf und zur Schlussuntersuchung (fünf Jahre später)?

banden (Alter 14 bis 17 Jahre) nicht die Kriterien für eine der untersuchten DSM-IV-Störungen erfüllt. Eine tendenziell höhere prädiktive Bedeutung ergab sich lediglich für Störungen des Sozialverhaltens sowie für oppositionelles Trotzverhalten (nur 45,3 % erhielten keine Diagnose zu T0).

Dieses Bild änderte sich jedoch deutlich zum Zeitpunkt der Abschlussuntersuchung. Von allen 161 Personen, welche nach Angaben der Eltern an Störungen in der Kindheit litten, wurden über 72 Prozent im weiteren Verlauf (T1, T2) als Fälle mit psychischen Störungen in der Adoleszenz oder dem frühen Erwachsenenalter klassifiziert; 55 Prozent erhielten sogar bei der Abschlussuntersuchung (T2) eine aktuelle Diagnose. Mit Ausnahme der Tics liegen bei allen untersuchten Kindheitsdiagnosen die Verlaufs- und Zwölfmonatsraten zusammen deutlich über 70 Prozent. Die höchste Fallstabilität ergibt sich für Störungen des Sozialverhaltens (80,6 %).

Der in Abbildung 6 und 7 angedeutete höhere prädiktive Wert der Störungen des Sozialverhaltens lässt die Frage aufkommen, ob sich Hinweise dafür finden, dass sich internalisierte Störungen (Angst-, depressive, somatoforme Störungen) weniger stabil als externale (Aufmerksamkeitsdefizit-/Hyperaktivitätsstörung, Sozialverhalten, Sub-

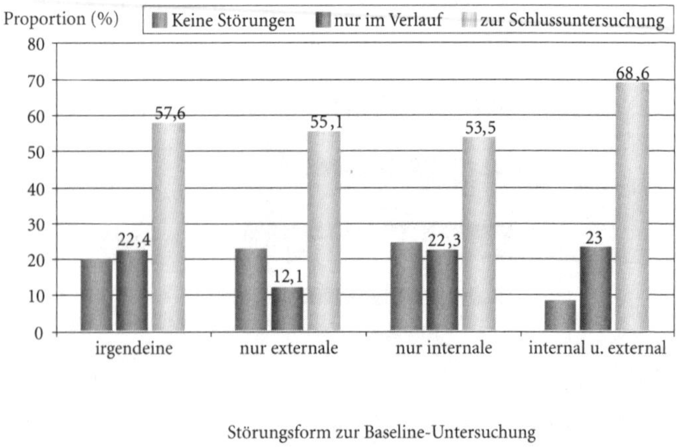

Abb. 8: Wie prädiktiv sind »internalisierte« und »externale« Störungen 14- bis 17-Jähriger bei Baseline für den weiteren Verlauf?

stanzstörungen) entwickeln. Abbildung 8 lässt deutlich erkennen, dass es hierfür keine Evidenz in unserem Datensatz gibt. Beide Störungsgruppen lassen etwa die gleichen Verlaufstendenzen (Remission, Verlauf, Querschnitt) erkennen. Allerdings ist die schlechtere Prognose der Komorbiditätsgruppe (Vorliegen internaler *und* externaler Störungen) bemerkenswert.

Ausgewählte Outcome-Maße

In Abbildung 9 und Tabelle 1 betrachten wir abschließend, ob die von den Eltern beurteilten internalen und externalen Störungen sich als prädiktiv für den psychosozialen Zustand der befragten Fälle zum Zeitpunkt der letzten Untersuchung (T2) erweisen. Dabei ist zu erkennen, dass im Vergleich zu Personen ohne Psychopathologie im Kindesalter besonders Probanden mit externalen Störungen sowie die Kombinationsgruppe deutlich häufiger Arbeitsausfalltage haben. Alle Fallgruppen, ohne bemerkenswerte Unterschiede, weisen erhöhte belastende, kritische Lebensereignisse auf. Bemerkenswert sind ferner die häufigeren belastenden Lebensbedingungen bei internalen und internal/externalen Fällen. Außerdem ergeben sich deutliche Assoziationen mit Indikatoren des Substanzkonsums (s. Abb. 9). Hier ist auffallend, dass die externale und die Kombinationsgruppe die höchsten

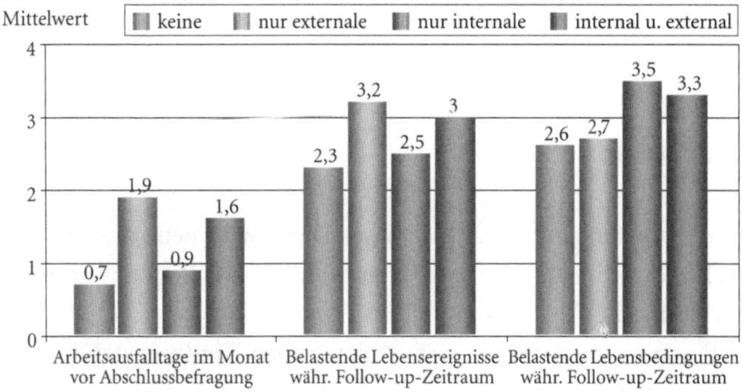

Abb. 9: Ausgewählte Outcome-Maße bei »internalisierten« und »externalen« Störungen im Vergleich zu Kindern ohne psychische Störungen

Angaben hinsichtlich Drogen, Zigaretten und Alkoholkonsum erkennen lässt, während internale Störungen nur marginal von der Gruppe ohne kindliche Psychopathologie abweichen.

Tab. 1: Ausgewählte Outcome-Maße bei »internalisierten« und »externalen« Störungen im Vergleich zu Kindern ohne psychische Störungen

	Diagnostischer Status der Probanden (Kindheit)							
	nur internale (n = 227)		nur externale (n = 91)		internal u. external (n = 96)		*weder noch* (n = 549)	
Outcome-Indikator	N	% w[1]	N	% w[1]	N	% w[1]	N	% w[1]
% Probanden mit Cannabiskonsum	68	28,6	48	56,4	61	62,7	159	28,6
	MW[2]	SE[3]	MW[2]	SE[3]	MW[2]	SE[3]	MW[2]	SE[3]
Alkoholkonsum in Gramm/Tag (MW, SE)	5,62	0,59	12,82	2,37	12,25	1,94	6,64	0,50
Nikotinkonsum/ Tag in letzten vier Wochen (MW, SE)	13,85	0,97	17,23	0,88	16,26	1,13	12,94	0,57

1 %w, gewichtete Prozentangaben

2 MW, Mittelwert

3 SE, Standardfehler

Diskussion

Psychische Störungen haben Folgen! Diese nicht neue Aussage findet auch in der vorliegenden Analyse beeindruckende Bestätigung in zweierlei Hinsicht:

- Psychische Störungen sind in der frühen Kindheit stabil, aber in noch stärkerem Ausmaß in der Adoleszenz. Vollständige und stabile Remissionen sind die Ausnahme. Nahezu drei Viertel aller Probanden mit Kindheitsstörungen erfüllen im Zeitraum Kindheit bis Er-

wachsenenalter die Kriterien für zumindest eine weitere psychische Störung. Zwar finden sich zu allen Untersuchungszeitpunkten deutliche Hinweise für Veränderungen (Syndromwechsel, Wechsel von überschwelligen zu unterschwelligen Störungen) im Hinblick auf den spezifischen diagnostischen Status, jedoch ist der übergeordnete Fallstatus mit Ausnahme der reinen Ticstörungen beeindruckend stabil.
- Es ergibt sich eine deutliche Zunahme der komorbiden Verläufe.

Die Deutlichkeit, mit der in unserer Studie die prädiktive Relevanz von Kindheitsstörungen nachgewiesen wurde, war angesichts der Methodik unerwartet. Erstens haben wir aus dem gesamten Störungs- und Auffälligkeitsspektrum elterlich beurteilter Syndrome nur wenige ausgewählt. Zweitens kann sowohl angesichts der zeitlich versetzten retrospektiven Erfassung der Kindheitsstörungen als auch angesichts der kategorialen diagnostischen Fallklassifikation davon ausgegangen werden, dass die »wahre« Häufigkeit von klinisch relevanten Kindheitssyndromen unterschätzt wurde. Somit liegt die »wahre« prädiktive Bedeutung vermutlich noch höher. Vor dem Hintergrund dieser methodischen Besonderheit ist es auch durchaus möglich, dass die in unserer Studie ermittelte größere Bedeutung der Psychopathologie bei Basisuntersuchung für den diagnostischen Status am Ende der Studie ein Artefakt dieser methodischen Besonderheit ist.

Eine Schlussfolgerung, die sich aus den Befunden ableiten lässt, ist, dass psychische Störungen keineswegs, wie oft vermutet, lediglich vorübergehende Befindlichkeitsstörungen ohne größere Entwicklungsrelevanz darstellen. Eine komplette longitudinale Spontanremission ist die Ausnahme – sowohl bei Kindheitsstörungen als auch noch ausgeprägter bei Störungen in der Adoleszenz. Die in der Literatur verschiedentlich immer noch zu findende Einschätzung einer hohen Spontanremission und geringen Stabilität von Störungen im Kindesalter ist vermutlich ein Artefakt, das sich lediglich bei einer strikt diagnosenspezifischen Betrachtung ergeben kann. Wie wir in einer früheren Publikation berichteten, sind viele spezifische Diagnosen zweifellos durch ein Kommen und Gehen charakterisiert (Wittchen et al. 2000); allerdings ist diese Fluktuation hinsichtlich Art und Schwere der Symptomatik diagnosen- und zum Teil auch syndromspezifisch. Betroffene Kinder und Jugendliche fluktuieren unter anderem stark zwischen verschiedenen Formen spezifischer Phobien, sozialer Phobie und Agoraphobie.

Allerdings sind diese diagnostischen Wechsel keineswegs, wie häufig in der Literatur (Krueger et al. 1998) vermutet, begrenzt auf Wechsel innerhalb der internalen auf der einen und externalen Störungen auf der anderen Seite. Vielmehr sind Wechsel zwischen verschiedenen Formen internaler mit verschiedenen Formen externaler Störungen mindestens ebenso häufig! Damit deutet sich an, dass eine Differenzierung internaler und externaler Störungen in der Adoleszenz möglicherweise nur begrenzt hilfreich für unser Verständnis der psychopathologischen Entwicklungsdynamik in der Adoleszenz und im frühen Erwachsenalter ist (Jeffrey et al. 1999; s. a. Wittchen u. Hofler 1999).

Besonders die Betrachtung ausgewählter kritischer psychosozialer Outcomes legt vor diesem Hintergrund eher nahe, dass der großen Gruppe von Kindern und Adoleszenten mit gemischt internal-externalen Störungskomplexen größere Aufmerksamkeit zu schenken ist. Zugleich lässt sich vermuten, dass aufgrund der großen Überschneidungen zwischen internalen und externalen Störungen die Suche nach spezifischen Vulnerabilitäts- und Risikokonstellationen wenig vielversprechend sein dürfte. Zudem dürfte auch aufgrund unserer longitudinalen Befunde spezifischen internalen und spezifischen externalen Störungen an sich eine eigenständige Risikofaktoren-Bedeutung zuzusprechen sein, die etablierte Risikofaktoren ergänzen sollten.

Abschließend wird auf die diesem Aufsatz zugrunde liegende recht grobe und eher explorative Datenanalyse hingewiesen. Dementsprechend sollten die Befunde nur mit Vorsicht interpretiert werden. Es wurden ausschließlich Proportionen, nicht jedoch Prävalenz und Inzidenzmuster betrachtet; ebenso wurden aufgrund des frühen Stadiums der Datenanalyse bislang noch keine inferenzstatistischen Vergleiche wie beispielsweise mit bei der Basisuntersuchung unauffälligen Probanden vorgenommen. Ferner wurden die Outcome-Ergebnisse nur ausschnittsweise und ohne Kontrolle konfundierender Faktoren berechnet.

In weiteren Auswertungsschritten und Publikationen werden wir aufgrund der empirisch ermittelten psychopathologischen Verlaufstypen versuchen, diagnosenspezifische und übergreifende Vulnerabilitäts- und Risikofaktorenbündel herauszuarbeiten. Dabei ist letztendlich Ziel, auch herauszufinden, welches die zentralen, moderierenden Faktoren sind. So kann zum Beispiel angenommen werden, dass das Risiko etwa von bestimmten internalisierenden Störungen in der Kindheit nicht direkt weitergegeben wird, sondern indirekt durch störungsbedingte Folgen auf die Lebensgestaltung, -ereignisse und -bedingungen, die dysfunktional von derartigen Störungsbildern in der Kindheit oder Adoleszenz ausgebildet werden.

Literatur

Achenbach, T. M. (1992): Manual for the Child Behavior Checklist/2–3 and 1992 Profile. Burlington, VT.

American Psychiatric Association (1994): Diagnostic and Statistical Manual of Mental Disorders. DSM-IV. 4. Aufl. Washington DC.

Cicchetti, D.; Cohen, D. J. (1995): Developmental Psychopathology. Bd. I. Theory and Methods. New York.

Esser, G.; Schmidt, M. H.; Blanz, B.; Fätkenheuer, B.; Fritz, A.; Koppe, T.; Laucht, M.; Rensch, B.; Rotehberger, W. (1992): Prävalenz und Verlauf psychischer Störungen im Kindes- und Jugendalter. Z. Kinder- Jugendpsychiat. 20: 232–42.

Esser, G.; Blanz, B.; Geisel, B.; Laucht, M. (1989): Mannheimer Elterninterview. Weinheim.

Esser, G.; Schmidt, M. H.; Woerner, W. (1990): Epidemiology and course of psychiatric disorders in school-age children. Results of a longitudinal study. J. Child Psychol. Psychiat. 31: 243–63.

Feehan, M.; McGee, R.; Williams, S. M.; Nada-Raja, S. (1995): Models of adolescent psychopathology. Childhood risk and the transition to adulthood. J. Am. Acad. Child Adolesc. Psychiatry. 34: 670–679.

Fergusson, D. M.; Horwood, L. J. (2001): The Christchurch Health and Development Study. Review of findings on child and adolescent mental health. Aust. N. Z. J. Psychiatry 35: 287–296.

Jeffrey, G.; Johnson, P. C.; Brown, J.; Smailes, E. M.; Bernstein, D. P. (1999): Childhood maltreatment increases risk for personality disorders during early adulthood. Arch. Gen. Psychiatry 56: 600–606.

Krueger, R. F.; Caspi, A.; Moffit, T. E.; Silva, P. A. (1998): The structure and stability of common mental disorders (DSM-III-R). A longitudinal-epidemiological study. J. Abnorm. Psychol. 107: 216–227.

Lachner, G.; Wittchen, H.-U.; Perkonigg, A.; Holly, A.; Schuster, P.; Wunderlich, U.; Türk, D.; Garczynski, E.; Pfister; H. (1998): Structure, content and reliability of the Munich-Composite International Diagnostic Interview (M-CIDI). Substance use sections. Eur. Addict Res. 4: 28–41.

Lieb, R.; Isensee, B.; Sydow, K. v.; Wittchen, H.-U. (2000): The Early Developmental Stages of Psychopathology study (EDSP). A methodological update. Eur. Addict Res. 6: 170–182.

Lieb, R.; Schuster, P.; Pfister, H.; Wunderlich, Z.; Holly, A.; Mastaler, M.; Sonntag, H.; Gander, F.; Höfler, M.; Lachner, G.; Perkonigg, A.; Garczynski, E.; Türk, D.; Wittchen, H.-U. (1998): Vulnerability and protective factors in early developmental stages of substance use disorders. Eur. Addict Res. 4: 206–207.

McGee, R.; Feehan, M.; Williams, S.; Anderson, J. (1992): DSM-III disorders from age 11 to age 15 years. J. Am. Acad. Child Adolesc. Psychiatry 31: 50–59.

McGee, R.; Feehan, M.; Williams, S.; Partridge, F.; Silva, A.; Kelly, J. (1990): DSM-III disorders in a large sample of adolescents. J. Am. Acad. Child Adolesc. Psychiatry 29: 611–619.

Oerter, R. (2003): Entwicklungspsychologische Grundlagen. In: Esser, G. (Hg.), Lehrbuch der Klinischen Psychologie und Psychotherapie des Kindes- und Jugendalters. Stuttgart, S. 2–10.

Rolf, J.; Masten, A.; Cicchetti, D.; Nuechterlein, K.; Weintraub, S. (Hg.) (1990): Risk and Protective Factors in the Development of Psychopathology. New York.

Rutter, M.; Garmezy, N. (1983): Developmental Psychopathology. In: Mussen, P. H. (Hg.), Handbook of Child Development. Bd. IV. New York, S. 775–912.

Sroufe, L. A.; Rutter, M. (1984): The domain of developmental psychopathology. Child Dev. 55: 17–29.

Weltgesundheitsorganisation (1991): Internationale Klassifikation psychischer Störungen. ICD-10. Kapitel V (F). Bern.

Wittchen, H.-U.; Hofler, M.; Merinkengas, K. (1999): Toward the identification of core psychopathological processes? Arch. Gen. Psychiat. 56 (10): 929–931.

Wittchen, H. U.; Lieb, R.; Pfister, H.; Schuster, P. (2000): The waxing and waning of mental disorders: Evaluating the stability of syndromes of mental disorders in the population. Compr. Psychiat. 41: 122–132.

Wittchen, H.-U.; Lieb, R; Schuster, P.; Oldenhinkel, A. J. (1999): When is onset? Investigations into early developmental stages of anxiety and depressive disorders. In: Rapoport, J. L. (Hg.), Childhood Onset of »Adult« Psychopathology. Clinical and Research Advances. Washington, S. 259–302.

Wittchen, H.-U.; Pfister, H. (1997): DIA-X-Interviewheft. Manual für Screening-Verfahren und Interview; Interview für Längsschnittuntersuchung (DIA-X-12-Monate). Ergänzungsheft (DIA-X-12-Monate). PC-Programm zur Durchführung des Interviews (Längs- und Querschnittsuntersuchung) Auswerterprogramm. Frankfurt.

Helmut Remschmidt und Fritz Mattejat

Therapieevaluation in der Kinder- und Jugendpsychiatrie

Die Versorgung psychisch kranker Kinder und Jugendlicher in Deutschland hat in den letzten Jahren erhebliche *Fortschritte* gemacht, wobei fünf Entwicklungen maßgeblich waren:

- die Psychiatrie-Enquete aus dem Jahr 1975,
- das Modellprogramm Psychiatrie der Bundesregierung, innerhalb dessen in 14 Regionen (davon in einer kinder- und jugendpsychiatrischen) die Versorgung analysiert und im Gefolge verbessert werden konnte (1980–1985),
- die Psychiatrie-Personal-Verordnung (1991–1995), die eine angemessene Ausstattung psychiatrischer und kinder- und jugendpsychiatrischer Einrichtungen ermöglichte,
- die Einbeziehung der Psychotherapie in das Weiterbildungs-Curriculum zum Kinder- und Jugendpsychiater und in die Facharztbezeichnung (1992) und
- schließlich die Verabschiedung des Psychotherapeutengesetzes (PsychThG) am 27. November 1997, das am 1. Januar 1999 in Kraft getreten ist. Durch dieses Gesetz wurden die staatlich anerkannten Berufe des Psychologischen Psychotherapeuten und des Kinder- und Jugendpsychotherapeuten geschaffen. In der Folge dieses Gesetzes hat in Deutschland die Anzahl der Vertragspsychotherapeuten deutlich zugenommen, und die ambulanten Versorgungsmöglichkeiten für Kinder und Jugendliche konnten erheblich verbessert werden.

Trotz dieser fortschrittlichen Entwicklungen ist die Versorgung von psychisch kranken Kindern in Deutschland noch nicht hinreichend. Es ist notwendig, dass die Behandlungsangebote weiter ausgebaut werden; auf keinen Fall dürfen sie durch die derzeitigen finanziellen Restriktionen wieder eingeschränkt werden, denn die Behandlung psychisch kranker Kinder und Jugendlicher war über Jahrzehnte ein Stiefkind in der medizinischen Versorgung der Bevölkerung.

Versorgung allein genügt aber nicht. Entscheidend ist, was in den Einrichtungen mit welchem Erfolg getan wird. Jeder Therapeut und jede Einrichtung sollte bestrebt sein, sich über eigenes Handeln Rechenschaft zu geben. Hierzu gehört auch die Überprüfung von Behandlungsmaßnahmen auf ihre Wirksamkeit. Niemand kann sich von dieser Verpflichtung freisprechen, weder durch Hinweis auf eine besonders lange Ausbildung noch auf besondere Erfahrungen. Die Notwendigkeit der *Therapieevaluation* erstreckt sich sowohl auf die einzelnen Behandlungsmaßnahmen als auch umfassendere Behandlungskonzepte und Therapiemodalitäten.

Mehrdimensionale Diagnostik als Voraussetzung für die Therapie

In Abbildung 1 ist die mehrdimensionale Vorgehensweise in der Diagnostik psychischer Störungen und Erkrankungen wiedergegeben, wobei auch einige Ausführungen zu den therapeutischen Konsequenzen gemacht werden. Im Mittelpunkt steht dabei das *klinisch-psychiatrische Syndrom,* das auf der ersten Achse des Multiaxialen Klassifikationsschemas (Remschmidt et al. 2001) eingeordnet wird. Durch die Klassifikation auf den einzelnen Achsen können unterschiedliche Arten von Variablen berücksichtigt werden: Psychologische und psychopathologische Variablen beziehen sich auf das klinisch-psychiatrische Syndrom (Achse eins des MAS), während die biologischen Variablen den Achsen zwei, drei und vier zuzuordnen sind; die psychosozialen und soziokulturellen Aspekte werden auf der fünften Achse kodiert. Abbildung 1 zeigt zugleich, dass im Sinne der *Mehrebenenbetrachtung* den verschiedenen Achsen des Multiaxialen Klassifikationsschemas unterschiedliche Maßnahmen für die Behandlung und Versorgung zuzuordnen sind.

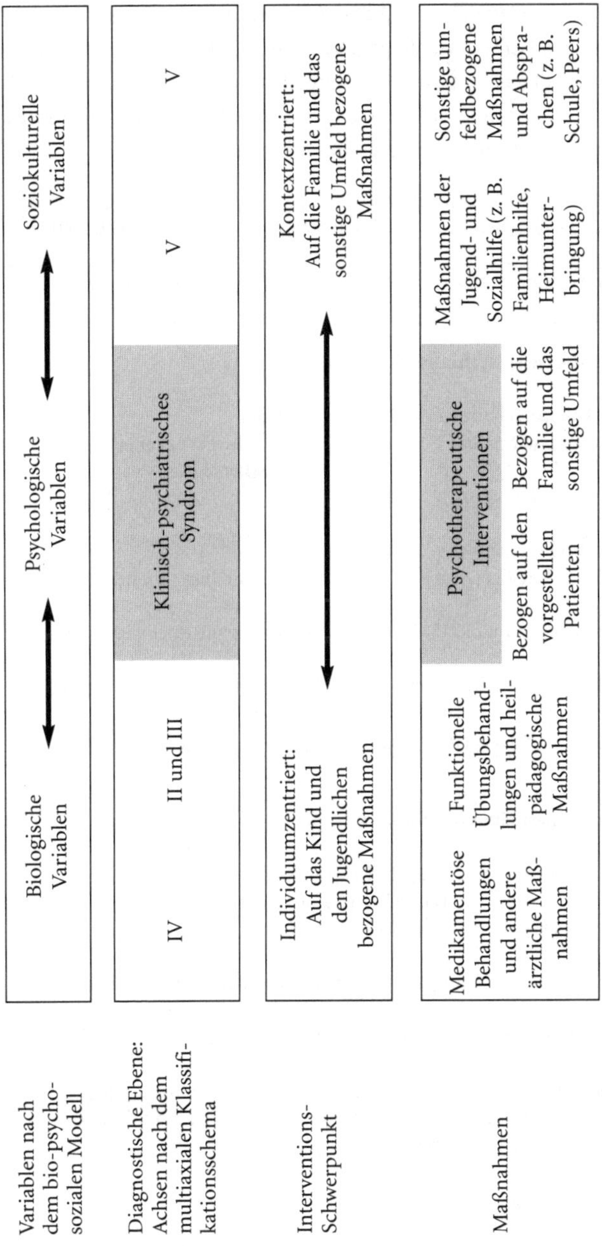

Abb. 1: Multidimensionale Diagnostik und Therapie bei psychischen Störungen von Kindern und Jugendlichen

In Tabelle 1 sind die sechs Achsen des Multiaxialen Klassifikationsschemas nach ICD-10 wiedergegeben, das in der Kinder- und Jugendpsychiatrie allgemeine Anerkennung gefunden hat. Wie in Abbildung 1 gezeigt, lassen sich aus einer so durchgeführten Diagnostik auch konkrete Hinweise für die Therapie ableiten.

Tab. 1: Multiaxiales Klassifikationsschema für psychische Störungen bei Kindern und Jugendlichen nach ICD-10 der WHO (Remschmidt et al. 2001)

Abbildung der jeweiligen Störung auf sechs Achsen oder Dimensionen (ICD-10):

1. Achse: Klinisch-psychiatrisches Syndrom

2. Achse: Umschriebene Entwicklungsstörungen

• Sprechen und Sprache	• Schulische Fertigkeiten (Legasthenie, Rechenstörung)
• Motorische Funktionen	

3. Achse: Intelligenzniveau

• sehr hohe Intelligenz (IQ >129)	• leichte Intelligenzminderung (IQ 50–69)
• hohe Intelligenz (IQ 115–129)	• mittelgradige Intelligenzminderung (IQ 35–49)
• durchschnittliche Intelligenz (IQ 85–114)	• schwere Intelligenzminderung (IQ 20–34)
• niedrige Intelligenz (IQ 70–84)	• schwerste Intelligenzminderung (IQ <20)

4. Achse: Körperliche Symptomatik

5. Achse: Abnorme psychosoziale Umstände

- z. B. abnorme intrafamiliäre Beziehungen, akute belastende Lebensereignisse, gesellschaftliche Leistungsfaktoren

6. Achse: Globalbeurteilung der psychosozialen Anpassung in vier Bereichen

- Beziehungen zu Familienangehörigen, Gleichaltrigen und Erwachsenen außerhalb der Familie
- Bewältigung von sozialen Situationen (allgemeine Selbstständigkeit, lebenspraktische Fähigkeiten, persönliche Hygiene und Ordnung)
- Schulische bzw. berufliche Anpassungen

Einige Gesichtspunkte zur Therapieevaluation

Wenn in diesem Beitrag von »Therapie« gesprochen wird, so ist damit nicht eine einzelne Methode oder eine einzige umschriebene Intervention gemeint, sondern es sind alle therapeutischen Einwirkungen angesprochen, die in ein *Therapieprogramm*, in ein individuenspezifisches Therapiekonzept eingeordnet werden. Das Mischungsverhältnis der einzelnen Therapiekomponenten ist dabei je nach Störung unterschiedlich anzusetzen.

Tab. 2: Indikation therapeutischer Maßnahmen

Welche Therapie	Methode
durchgeführt von *wem*	Therapeut
ist am *wirksamsten*	Effektivität
für *dieses* Individuum	Patient
mit *diesem* spezifischen Problem	Störung / Erkrankung
unter *welchen* Bedingungen	Modalität (Setting)

In Tabelle 2 sind die entscheidenden Fragen gestellt, die auf alle therapeutischen Interventionen zutreffen. Es geht dabei um die therapeutische *Methode*, den *Therapeuten* – als denjenigen, der die Intervention ausführt und verantwortet –, aber ebenso um die *Effektivität* der Behandlung, den *Patienten* als zentrale Persönlichkeit der Intervention, die *Störung* und die *Modalität*, in der die Behandlung durchgeführt wird. Betrachtet man die *Leitthemen der Psychotherapieforschung*, so können, wie Tabelle 3 zeigt, vereinfachend mehrere Epochen unterschieden werden: Auf das vorempirische Stadium folgte das Stadium, in dem es darum ging, die allgemeine Wirksamkeit von Psychotherapie überhaupt nachzuweisen, was mittlerweile als gesichert angesehen werden kann. Darauf folgte das Stadium, das man als Phase der »spezifischen Wirksamkeitsforschung« bezeichnen kann, die sich mit der Frage beschäftigt, *welche Art* von Psychotherapie (oder verallgemeinert: welche Therapie überhaupt) *bei welcher Störung* zu den bestmöglichen Resultaten führt. Dieser störungsspezifische Ansatz bezieht sich allerdings nicht nur auf Psychotherapie, sondern auf alle Interventionen, die für eine bestimmte Störung die relativ besten Behandlungser-

Tab. 3: Leitthemen der Psychotherapieforschung (Paul 1967)

vor 1955	**»Vorempirisches« Stadium** *Keine systematisch betriebene empirische* Psychotherapie-Forschung a) Wirksamkeit wurde unterstellt, anstatt sie zu überprüfen b) Verbreitete Vorstellung, dass die Wirksamkeit der Psychotherapie nicht experimentell überprüft werden kann
1955–1995	**Allgemeine Wirksamkeit** *Ist Psychotherapie wirksam? Welche Art der Psychotherapie (welche Methode) ist wirksam?*
1980–heute	**Spezifische Wirksamkeit** *Welche Art der Psychotherapie (welche Methode) hilft bei welcher Störung?*
Ab heute	**Aktuelle und zukünftige Themen?**

gebnisse bewirken. Die spezifische Wirksamkeitsforschung ist auch heute eine aktuelle Thematik, sie wird heute und in der Zukunft durch weitere wichtige Fragestellungen ergänzt; zu diesen zählt vor allem die Untersuchung der Frage, ob und wie unter alltäglichen klinischen und Praxisbedingungen effektive und nützliche Behandlungsangebote realisiert werden können (»Effectiveness-Forschung«).

Ein wichtiges Maß für die Beurteilung der Wirksamkeit von therapeutischen Interventionen im Allgemeinen und psychotherapeutischen Interventionen im Besonderen ist das Maß der *Effektstärke.* Damit bezeichnet man eine standardisierte Mittelwertdifferenz, die entweder in einem Prä-post-Design oder in einem Kontrollgruppen-Design den Therapieerfolg mithilfe bestimmter Therapiebeurteilungsinstrumente zu messen erlaubt.

In Abbildung 2 sind die durchschnittlichen Effektstärken von Psychotherapiestudien anhand von sechs Metaanalysen dargestellt, von denen sich zwei auf Erwachsene und vier auf Kinder und Jugendliche beziehen.

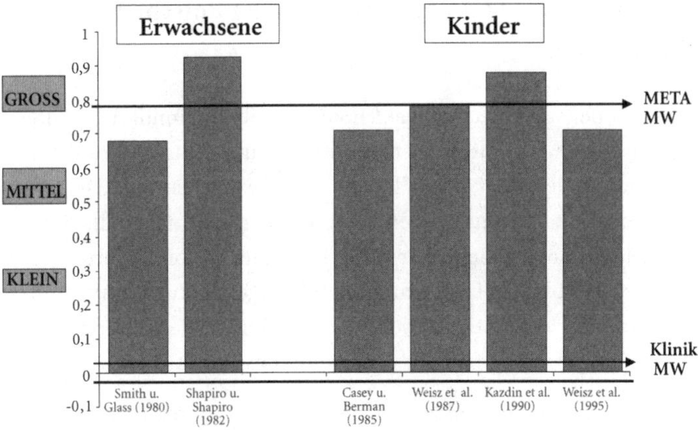

Abb. 2: Durchschnittliche Effektstärken in den wichtigsten Metaanalysen: Vergleich von Therapien mit Kindern und Erwachsenen

Wie die Abbildung darlegt, kann man von einer guten oder großen Effektstärke sprechen, wenn sie etwa den Wert 0,7 erreicht, von einer mittleren bei Werten um 0,5 und von einer geringen bei Werten um 0,2 oder darunter. Im Allgemeinen erreichen experimentelle Therapiestudien relativ hohe Effektstärken, während Studien, die unter allgemeinen Kliniks- oder Praxisbedingungen durchgeführt werden, sehr geringe Effektstärken aufweisen. Dies muss aber nicht so bleiben, sondern es muss gerade das Ziel sein, effektive Therapien und auch Therapiestudien zu etablieren, die unter den Bedingungen alltäglicher klinischer Praxis durchgeführt werden. Denn unter diesen Bedingungen wird die überwiegende Mehrzahl der Patienten auch behandelt. Dies haben wir nun in der Klinik für Kinder- und Jugendpsychiatrie der Philipps-Universität Marburg seit etwa 20 Jahren versucht; über einige Ergebnisse aus diesen Arbeiten wollen wir im Folgenden berichten.

Ergebnisse der Therapieevaluation in klinischen Stichproben

Im Rahmen eines *Komponentenmodells* (Remschmidt u. Mattejat 2001b) haben wir unsere therapeutischen Interventionen fünf Komponenten zugeordnet, die in Tabelle 4 wiedergegeben sind. Diese fünf Komponenten werden bei den verschiedenen Störungen, die wir behandeln, in unterschiedlicher Weise miteinander kombiniert. So entsteht im Hinblick auf die einzelnen Störungen, natürlich auch unter jeweiliger Berücksichtigung von Alter und Entwicklungsstand des Patienten ein jeweils spezifisches »Behandlungsprofil«.

Tab. 4: Hauptkategorien und Unterkategorien therapeutischer Maßnahmen

(1) **Psychotherapie mit dem Patienten (Kinder / Jugendliche)**
- Gesprächstherapie
- Kinderspieltherapie
- Tiefenpsychologische Behandlung
- Verhaltenstherapeutische Behandlung

(2) **Funktionelle Übungsbehandlung mit dem Patienten**
- Ergotherapie (Arbeits- und Beschäftigungstherapie)
- Psychomotorische Übungsbehandlung
- Legasthenietherapie
- Logopädische Behandlung
- Krankengymnastische Behandlung
- Andere Übungsbehandlungen

(3) **Eltern- und familienbezogene Interventionen**
- Elternberatung und Verhaltensmodifikation
- Elterntraining
- Familientherapeutische Sitzungen
- Elterntherapie

(4) **Andere umfeldbezogene Interventionen (Heime, Schulen, Ämter etc.)**

(5) **Psychotrope medikamentöse Behandlung**
- Neuroleptische Behandlung
- Thymoleptische Behandlung
- Behandlung mit Tranquilizern
- Stimulanzienbehandlung

Behandlungsprofile und Behandlungserfolg

In Abbildung 3 sind die Häufigkeiten dieser fünf Komponenten im Hinblick auf eine große Patientenzahl (ambulante und stationäre Patienten) wiedergegeben, wobei *alle Diagnosen* in diese Abbildung einbezogen sind.

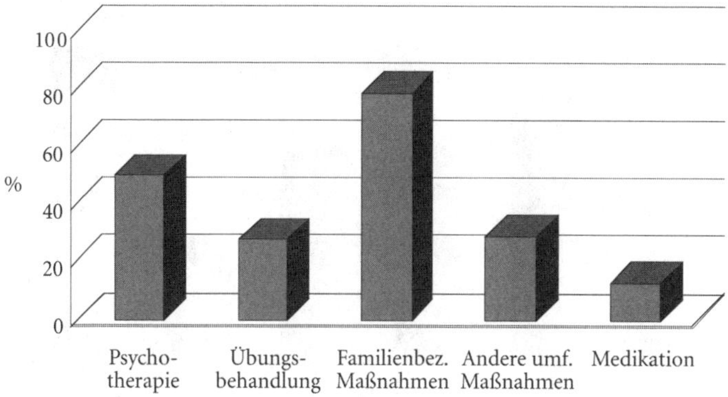

Abb. 3: Behandlungsformen in der Gesamtstichprobe (N = 4.545)

Es wird deutlich, dass die familienbezogenen Maßnahmen den höchsten Stellenwert einnehmen (fast 80 %), gefolgt von der individuellen Psychotherapie des einzelnen Patienten (etwa 43 %) und anderen umfeldbezogenen Maßnahmen und der Übungsbehandlung sowie der Medikation, die in dieser Gesamtstichprobe nur einen Wert von etwa zwölf Prozent erreicht. Letzteres Ergebnis ist besonders wichtig im Hinblick auf manche Darstellungen in den Medien und in der Öffentlichkeit, die Kinder- und Jugendpsychiatern vielfach vorwerfen, dass sie jede Störung mithilfe von Medikamenten behandeln würden. Eine solche Darstellung ist völlig irreführend. Unsere Auswertung zeigt vielmehr, dass insgesamt gesehen (wenn man alle kinder- und jugendpsychiatrische Patienten betrachtet) die Medikation nur eine untergeordnete Rolle spielt; man kann davon ausgehen, dass sich das nicht nur in der untersuchten Klinik so darstellt, sondern in der Regel auch für andere kinder- und jugendpsychiatrische Kliniken gilt.

Allerdings ist gerade die Medikation von Störungsbild zu Störungsbild sehr unterschiedlich. Deshalb ist es wichtig, die Frage der Medikation nicht nur in allgemeiner, sondern auch in störungsspezifischer Weise zu betrachten. Wie Abbildung 4 zeigt, spielt zum Beispiel bei der Schizophrenie im stationären Bereich (und nur dieser soll hier betrachtet werden) die medikamentöse Behandlung eine dominierende Rolle. Dies entspricht auch dem internationalen Erkenntnisstand, wonach schizophrene Psychosen mit einem (heute meist atypischen) An-

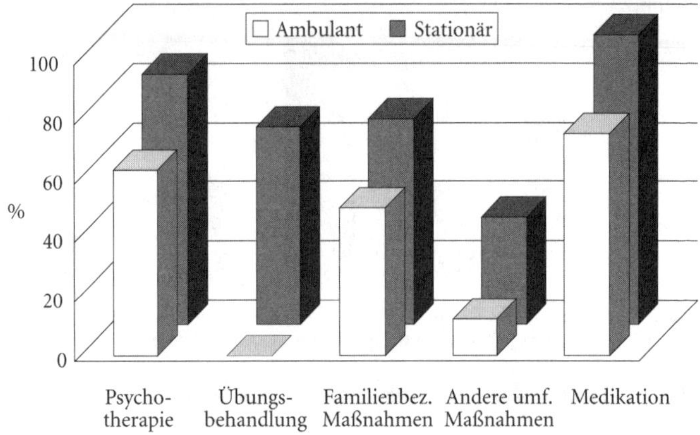

Abb. 4: Behandlungsprofile: Jugendliche mit der Diagnose Schizophrenie, ambulant und stationär

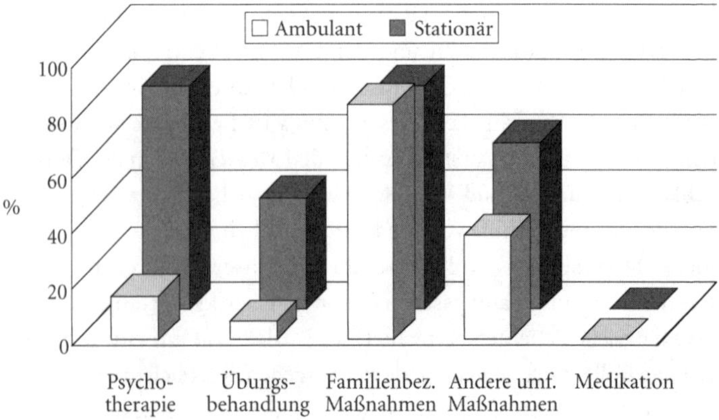

Abb. 5: Behandlungsprofile von Kindern mit der Diagnose Anpassungs- und Belastungsreaktion

tipsychotikum behandelt werden. Aber nahezu gleich wichtig ist die individuelle Psychotherapie, die hier nicht eine aufdeckende sein kann, sondern eine stützende, problemorientierte und aufbauende Psychotherapie für jeden einzelnen Patienten. Es folgen dann etwa gleichbedeutend familienbezogene Maßnahmen (psychoedukativer Ansatz) und funktionelle Übungsbehandlungen, die mit der stützenden Psychotherapie kombiniert werden und den Patienten in die Lage versetzen sollen, Alltagsprobleme kompetent zu bewältigen. Die anderen umfeldbezogenen Maßnahmen spielen zwar keine dominierende Rolle, sind aber gerade im Hinblick auf die in vielen Fällen notwendigen komplementären Maßnahmen (beispielsweise Rehabilitationsbehandlung) ebenfalls von großer Bedeutung. Ganz anders sieht das Behandlungsprofil bei Anpassungsstörungen aus, das in Abbildung 5 dargestellt ist.

Wenn man nun eine große Stichprobe ambulanter und stationärer Patienten im Hinblick auf den *Behandlungserfolg* untersucht und diesen durch die Therapeuten am Ende der Behandlung beurteilen lässt, so ergeben sich Effektstärken, wie sie in Tabelle 5 wiedergegeben sind.

Tab. 5: Effektstärken: Gruppenunterschiede zwischen Normalbeendern, Abbrechern und Nichtbeginnern bei ambulanten und stationären Behandlungen

	Effektstärken:	
Gruppenunterschiede:	**Ambulante Behandlung** n = 1.682	**Stationäre Behandlung** n = 1.490
Normalbeender vs. Abbrecher	1.01	0.74
Normalbeender vs. Nichtbeginner	1.27	1.27
Nichtbeginner vs. Abbrecher	0.34	0.84

Die Effektstärken wurden ermittelt, indem die Patienten, die die Therapie wie vereinbart beendet haben (»Normalbeender«), mit denjenigen verglichen wurden, die die Therapie abgebrochen haben (»Abbrecher«), definiert als Beendigung der Therapie nach mehr als 14-tägigem Therapieverlauf. Darüber hinaus wurden die Normalbeender auch mit den Patienten verglichen, die die Therapie gar nicht begonnen haben (»Nichtbeginner«). Diese sind so definiert, dass sie zwar die diagnostische Phase durchlaufen haben, aber die vorgeschlagene Therapie gar nicht erst aufgenommen haben. Die Tabelle zeigt, dass die höchsten Effektstärken im Vergleich zwischen Normalbeendern und Nichtbeginnern erreicht werden, wobei ambulante und stationäre Behandlungen zufällig genau denselben Wert erreichen. Die Effektstärken sinken naturgemäß ab, wenn man Normalbeender und Abbrecher vergleicht, wobei in Rechnung gestellt werden muss, dass die Abbrecher »antherapiert« sind und insofern erwartungsgemäß ein günstigeres Ergebnis erreichen als die Nichtbeginner.

Behandlungserfolg, Behandlungsdauer und Behandlungsintensität

Von großer Bedeutung für den *Behandlungserfolg* sind auch *Behandlungsdauer* und *Behandlungsintensität*, die in Abbildung 6 und 7 wiedergegeben sind. Abbildung 6 zeigt den Zusammenhang zwischen Behandlungsdauer und Behandlungserfolg für stationäre Patienten (obere Kurve) und ambulante Patienten (untere Kurve). Dabei ist die Behandlungsdauer in einer logarithmischen Skala angegeben. Die wichtigste Aussage von Abbildung 6 ist, dass sowohl im ambulanten als auch im stationären Bereich der Prozentsatz der erfolgreichen Behandlungen mit steigender Therapiedauer zunimmt. Im stationären Bereich sind Behandlungen, die weniger als drei Monate dauern, im Durchschnitt deutlich weniger erfolgreich als Therapien mit einer längeren Dauer; bei einer Behandlungsdauer von mehr als drei Monaten sind die durchschnittlichen Erfolge erheblich besser. Dabei ist zu berücksichtigen, dass die in Abbildung 6 dargestellten Kurven Mittelwerte darstellen, die sich auf *alle* Diagnosen erstrecken. Wenn man den Zusammenhang zwischen Behandlungsdauer und Behandlungserfolg für die einzelnen Diagnosen ermittelt, so ergeben sich dabei natürlich unterschiedliche Werte, jedoch bleibt der Sachverhalt erhalten, dass die *Therapie eine gewisse Mindestdauer* benötigt, um zu einem *guten Erfolg* zu führen. Angesichts der jüngsten Bestrebungen, stationäre und auch ambulante Behandlungsdauern massiv zu verkürzen, ist dies ein wichtiges Ergebnis, denn man kann die Behandlungsdauern nicht beliebig verkürzen, wenn man überhaupt noch Therapieerfolge erzie-

BDG*: Behandlungsdauer:
Anzahl Tage
1 1–10
2 11–21
3 22–44
4 45–90
5 91–181(3–6 Monate)
6 182–364 (6–12 Monate)
7 365–729 (1–2 Jahre)
8 730–1460 (>2 Jahre)

*BDG = Behandlungs-dauer-Gruppe (logarithmische Skala)

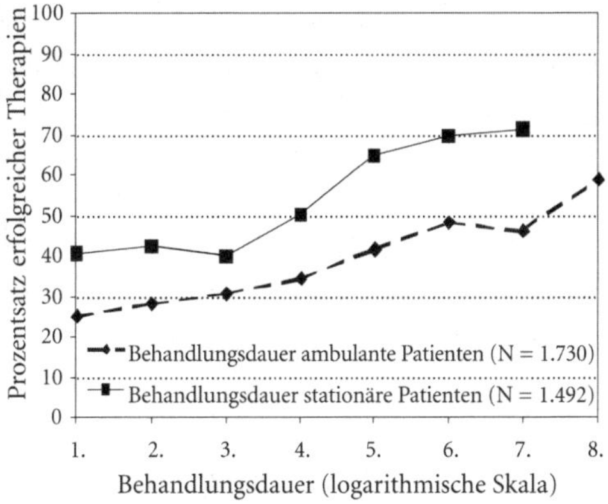

Abb. 6: Zusammenhang zwischen Behandlungsdauer und Behandlungserfolg

BDG*: Behandlungsdauer:
Anzahl Tage
1 1–3
2 4–6
3 7–12
4 13–24
5 25–48
6 49–96
7 >96

*BDG = Behandlungs-intensitäts-Gruppe (logarithmische Skala)

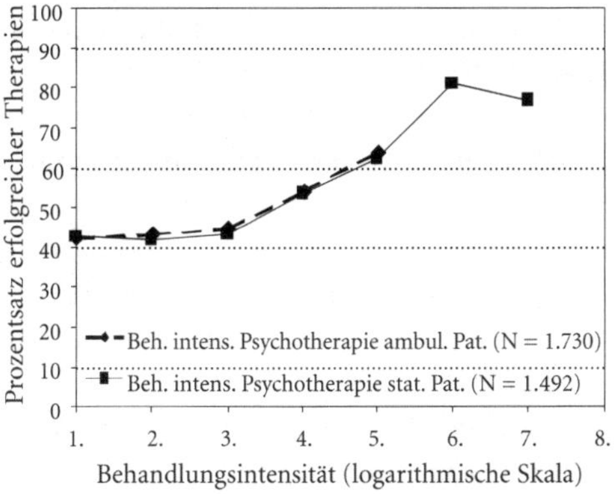

Abb. 7: Zusammenhang zwischen Behandlungsintensität (Psychotherapie mit dem Patienten) und dem Behandlungserfolg

len und nicht in eine »Drehtür-Kinder- und Jugendpsychiatrie« zurückfallen will, die im stationären Setting permanent mit Rückfällen und raschen Wiederaufnahmen zu rechnen hat.

Ein ähnlicher Zusammenhang ergibt sich zwischen *Therapieintensität* (gemessen als Anzahl der therapeutischen Sitzungen) und *Therapieerfolg*. Auch hier gibt es einen kurvilinearen Zusammenhang, der erst jenseits von 49 Sitzungen im stationären Bereich (wiederum gemittelt über alle Diagnosen) zu einem befriedigenden Behandlungsergebnis führt.

Selbstverständlich muss man den Zusammenhang zwischen Behandlungsdauer oder Behandlungsintensität und Behandlungserfolg für jede einzelne Diagnose betrachten, was wir auch getan haben, was aber im Rahmen dieses Beitrags nicht ausführlicher dargestellt werden kann.

Zur Beurteilung des Therapieerfolgs

Der Therapieerfolg darf aber nicht nur durch die Therapeuten beurteilt werden, denn sie könnten ja im Hinblick auf ihre Patienten befangen sein und den Therapieerfolg günstiger einschätzen, als er in Wirklichkeit ist. Deshalb müssen auch die Urteile der Patienten und ihrer Eltern einbezogen werden. Hierfür haben wir ein Instrument entwickelt, den Fragebogen zur Beurteilung von Behandlungen (FBB), der Urteile über die Therapie vom Patienten, vom Therapeuten und von beiden Eltern zu erheben erlaubt. Er ist ein standardisiertes Instrument, dessen Skalen aufgrund einer Faktorenanalyse definiert wurden und das eine Einschätzung des Therapieerfolgs und der Therapiezufriedenheit in reliabler und valider Weise ermöglicht (Mattejat u. Remschmidt 1998). Unsere bisherigen Untersuchungen mit dem Fragebogen zur Beurteilung von Behandlungen an verschiedenen Stichproben haben Folgendes ergeben:

- Bei allen Beurteilern (Eltern, Patienten und Therapeuten) erhält die *Prozessqualität* bessere Beurteilungen als die *Ergebnisqualität.* Unter Prozessqualität verstehen wir die Kooperation zwischen dem Therapeuten und dem Patienten beziehungsweise zwischen dem Therapeuten und den Eltern. Unter Ergebnisqualität verstehen wir den Erfolg der Therapie für den Patienten (gemessen am Rückgang der Symptomatik), den Erfolg für die Familie (Verbesserung der familiären Situation).
- Die Einschätzungen der Therapeuten sind in der Regel ungünstiger und kritischer als die der Patienten und ihrer Eltern. Dies zeigt zumindest, dass die Therapeuten im Hinblick auf die Beurteilung der

von ihnen durchgeführten Behandlungen sich keineswegs überschätzen, sondern eher selbstkritisch sind.

- Der Erfolg hinsichtlich des Patienten (Symptomatik) wird in der Regel günstiger eingeschätzt als der Erfolg im Hinblick auf die Eltern und die Familienbeziehungen.

Schlussfolgerungen

Die Therapieevaluation bei psychischen Störungen von Kindern und Jugendlichen ist eine große Herausforderung für Forschung, Klinik und Praxis. Obwohl mittlerweile eine große Zahl von experimentellen Therapiestudien mit psychisch kranken Kindern und Jugendlichen vorliegt, besteht noch ein erheblicher Mangel an Untersuchungen über die Wirksamkeit und Nützlichkeit von kinder- und jugendpsychiatrischen Behandlungen unter Alltagsbedingungen. Aus diesem Grund geht der Trend der Evaluationsforschung berechtigterweise heute in die Richtung der Therapieevaluation unter natürlichen Bedingungen in Klinik und Praxis. Soweit bisher überhaupt Evaluationsstudien unter klinischen Alltagsbedingungen durchgeführt wurden, sind ihre Ergebnisse häufig erheblich schlechter als die Ergebnisse experimentellen »Forschungstherapien« (die im Durchschnitt relativ gute Ergebnisse erbracht haben).

Mit den hier referierten Studienergebnissen wollten die Autoren zeigen, dass auch unter klinischen Bedingungen eine angemessene Therapieevaluation möglich ist und zu brauchbaren Ergebnissen führt, in denen die Effektivität und Nützlichkeit der durchgeführten Behandlungen deutlich wird. Voraussetzung ist allerdings eine intensive Schulung und langfristig angelegte Weiterbildung der Mitarbeiter, die Entwicklung und der Einsatz von Instrumenten, die reliabel, valide und unter klinischen Bedingungen einsetzbar sind, sowie die Motivation aller Beteiligten, diese zusätzliche Arbeit auf sich zu nehmen. Darüber hinaus ist es dringend notwendig, dass die Kostenträger der Krankenversorgung *empirische Therapieevaluationen im Rahmen der Qualitätssicherung* unterstützen, um längerfristig zu einer Verbesserung der Patientenversorgung zu gelangen. Denn die Therapieevaluation soll letztlich dazu dienen, ineffektive Interventionen zu reduzieren und erfolgreiche und nützliche Therapieangebote auszubauen. Um dies zu erreichen, ist es wünschenswert, dass Maßnahmen zur Qualitätssicherung und Therapieevaluation schon in den Ausbildungsprogrammen vermittelt und eingeübt werden. In einer Arbeitsgemeinschaft von Ausbildungsinstituten für die Verhaltenstherapie im Kindes- und Jugendalter wird zurzeit ein Vorschlag für die Qualitätssicherung von Ausbildungstherapien erarbeitet.[1]

Nach dem derzeitigen Kenntnisstand über Ätiologie, therapeutische Beeinflussbarkeit und Verlauf psychischer Störungen im Kindes- und Jugendalter sind bei den meisten Störungsbildern gute Erfolge zu erzielen, hundertprozentige Erfolgsquoten der Behandlung können allerdings nur im Ausnahmefall erreicht werden, da viele Störungen zur Chronifizierung neigen. Ein wichtiger Gesichtspunkt, der sich auf diese längerfristige Perspektive bezieht und der in diesem Beitrag nicht behandelt werden konnte, ist die systematische *Nachsorge* und die *Nachuntersuchung* aller Patienten in regelmäßigen Abständen. Für den stationären Bereich haben die Autoren in den letzten Jahren ein Evaluationsprojekt entwickelt und verwirklicht, bei dem die katamnestischen Befragungen durch ein standardisiertes Telefoninterview realisiert werden; erste Ergebnisse aus diesem Projekt werden in Kürze verfügbar sein (Mattejat et al. 2002; Remschmidt et al. 2002).

Literatur

Casey, R. J.; Berman, J. S. (1985): The outcome of psychotherapy with children. Psychological Bulletin 98: 388–400.

Kazdin, A. E.; Bass, D.; Ayers, W. A.; Rodgers, A. (1990): Empirical and clinical focus of child and adolescent psychotherapy research. Journal of Consulting and Clinical Psychology 58: 729–740.

Mattejat, F.; Hirsch, O.; Remschmidt, H. (2002): Die Nutzung von Telefoninterviews für die Qualitätssicherung und Therapieevaluation in der Kinder- und Jugendpsychiatrie. Zeitschrift für Kinder- und Jugendpsychiatrie 31: 17–34.

Mattejat, F.; Remschmidt, H. (1998): Fragebogen zur Beurteilung der Behandlung (FBB). Göttingen.

Paul, G. (1967): Strategy of outcome research in psychotherapy. Journal of Consulting Psychology 31: 109–118.

Remschmidt, H.; Hirsch, O.; Mattejat, F (2002): Reliabilität und Validität von tele-

1 Vgl. http://www.ivv-marburg.de

fonisch erhobenen Evaluationsmaßen. Zeitschrift für Kinder- und Jugendpsychiatrie 31: 35–49.

Remschmidt, H.; Mattejat, F. (Hg.) (2001a): Treatment evaluation in child and adolescent psychiatry. European Child & Adolescent Psychiatry. Supp. 1.

Remschmidt, H.; Mattejat, F. (2001b): The component model of treatment in child and adolescent psychiatry: Theoretical concept and empirical results. European Child & Adolescent Psychiatry, Supp. 1: 26–45.

Remschmidt, H.; Schmidt, M. H.; Poustka, F. (Hg.) (2001): Multiaxiales Klassifikationsschema für psychische Störungen des Kindes- und Jugendalters nach ICD-10 der WHO: Mit einem synoptischen Vergleich von ICD-10 und DSM IV. 4. Aufl. Bern.

Shapiro, D. A.; Shapiro, D. (1982): Metaanalysis of comparative therapy outcome studies: a replication and refinement. Psychological Bulletin 92: 581–604.

Smith, M. L.; Glass, G. V.; Miller, T. L. (1980): Benefits of Psychotherapy. Baltimore.

Weisz, J. R.; Donenberg, G. R.; Han, S. S.; Weiss, B. (1995): Bridging the gap between laboratory and clinic in child and adolescent psychotherapy. Journal of Consulting and Clinical Psychology 63: 688–701.

Weisz, J. R.; Weiss, B.; Alicke, M. D.; Klotz, M. L. (1987): Effectiveness of psychotherapy with children and adolescents: A metaanalysis for clinicals. Journal of Consulting and Clinical Psychology 55: 542–549.

Martin H. Schmidt

Indikation als Schlüsselbegriff zwischen Diagnostik und Intervention

Vor mehr als 300 Jahren stattete Kaiser Leopold die später nach ihm benannte Akademie der Naturforscher und Ärzte mit Privilegien aus. Wichtiger Bestandteil dieser Privilegien war die Zensurfreiheit. Die Mitglieder der Akademie durften publizieren, ohne sich der Zensur der Obrigkeit stellen zu müssen. Das hatte – vergegenwärtigt man sich den Geist des ausgehenden 17. Jahrhunderts – mit möglichen gesellschaftlichen Konsequenzen der Ergebnisse von Forschung zu tun, die Verunsicherung oder Unruhe hätten stiften können. Die Möglichkeit von Publikationen mit solchen gesellschaftlichen Konsequenzen steht uns heute selbstverständlich offen. Wir dürfen auf Umstände hinweisen, die uns kritisch scheinen. Wir nutzen diese Gelegenheit aber nicht immer. Bei der 350-Jahr-Feier der Leopoldina hat der Präsident der Royal Society, Lord Robert May (2003, S. 151), mit dem Satz »... we need to do a better job of asking, what kind of tomorrow we want to create with the possibilities science opens for us, subject to the constraints that science clarifies, rather than just letting things happen ...« daran erinnert, dass wir uns einmischen dürfen und sollten. Er meinte damit, dass wir selbst dafür verantwortlich sind, wie viel wissenschaftliche Erkenntnis in unsere Zukunftsgestaltung einfließt.

Seinen Satz kann man auf diagnostisches und therapeutisches Handeln anwenden, also auf die Frage, ob wir Kinder und Jugendliche mit psychischen Störungen nach den heute zugänglichen Erkenntnissen untersuchen und behandeln. Wir können den Satz aber auch darauf beziehen, ob unsere Versorgungssysteme wissenschaftlichen Erkenntnissen entsprechen. Damit sind wir bei der Indikationsfrage, die im Titel dieses Beitrags den Schwerpunkt bildet. Mit unseren Indikationen bestimmen wir ja, *wem* die Erkenntnisse kinder- und jugendpsychiatrischer Forschung *wann* und *wie* zugute kommen. In der Evaluationsforschung werden Studien zur Wirksamkeit von Diagnostik und Therapie (Effectiveness) von solchen zur Wirkung in der Praxis (Efficacy) unterschieden, und man kann als weitere Stufe von Interventionsstudien die Überprüfung von Versorgungssystemen hinzufügen. Von den drei genannten Studien zu unterscheiden sind solche zur Kosten-Nutzen-Relation (Efficiency) in Diagnostik und Therapie. Die Überlegungen dieses Beitrags sollen den Fragen gelten,

- warum wir überhaupt Indikationsstellungen prüfen müssen,
- welche Kriterien wir für die Indikation einer Intervention haben,
- unter welchen Rahmenbedingungen solche Indikationen gestellt werden und
- was für Optionen für unser Fach sich aus den Darlegungen ergeben.

Dabei wird keine umfassende Darstellung gegeben, sondern Einzelbefunde werden zur exemplarischen Illustration verschiedener Überlegungen herangezogen. Da die Befundlage bezüglich therapeutischer Interventionen wesentlich günstiger als bezüglich diagnostischer Vorgehensweisen ist, beziehen sich alle Beispiele auf den Bereich der Behandlung.

Gründe für Indikationsprüfungen

Die kinder- und jugendpsychiatrischen Fachgesellschaften in Deutschland haben viel Arbeit in die Leitlinien zur Diagnostik und Therapie psychischer Störungen im Entwicklungsalter investiert und tun das weiter zu deren Aktualisierung. Das ist trotz der teilweise schmalen Grundlage an evidenzbasiertem Wissen in unserem Fach eine lohnende Investition. Sie lohnt sich nicht etwa, weil damit Diagnostik und Therapie vereinheitlicht werden – ärztliches Handeln vollzieht sich immer in der Interaktion des einzelnen Patienten mit seinem Arzt –, sondern weil damit für alle in der Behandlung psychisch kranker Minderjähriger Tätigen auf einen Fundus gemeinsamer Überzeugungen verwiesen werden. Dieser Fundus begründet Empfehlungen zur Diagnostik und Therapie. Die Akzeptanz dieser gemeinsamen Überzeugungen erscheint wichtiger als die Akzeptanz einzelner diagnostischer und therapeutischer Empfehlungen. Zu diesem gemeinsamen Fundus gehören beispielsweise das bio-psycho-soziale Bedingungsmodell, die mehrdimensionale Diagnostik, das multimodale therapeutische Vorgehen und die Notwendigkeit von Therapiekontrollen.

Der Hinweis auf solche gemeinsamen Überzeugungen ist notwendig. Noch 1997 stand Deutschland bezüglich der Verfügbarkeit an psychiatrisch ausgebildeten Ärzten unter zwölf Ländern der Europäischen Union an letzter Stelle (Deutsches Ärzteblatt 1997, S. 2000, B 2637; Daten aus Großbritannien, Irland und Italien waren nicht zugänglich). Das bedeutet, dass viele Ärzte auch psychisch kranke Kinder und Jugendliche jenseits ihrer Fachgrenzen behandeln. Ob das Probleme mit sich bringen kann, kann man beispielsweise anhand der gestiegenen Verordnungen von Methylphenidat für Kinder mit hyperkinetischen Störungen fragen: Innerhalb von zwölf Jahren sind diese Verordnungen, wie Abbildung 1 zeigt, deutlich gestiegen (wenn auch in den ersten Jahren nicht so langsam wie das Schema nahe legt). Auch wenn Veränderungen im Dosierungsverhalten dabei eine Rolle gespielt haben könnten, bleibt der Befund, dass die Zahl der behandelnden Kinder sich verzwanzigfacht hat. Verordnet wurden die Medikamente im Jahr 2001 von insgesamt 4.074 Ärzten. Bei etwa 1.200 Kinderpsychiatern und einer bestimmten Zahl von Ärzten an kinder- und jugendpsychiatrischen Kliniken, die noch nicht Fachärzte sind, bleibt dabei ein erheblicher Teil an Verordnungen durch Kolleginnen und Kollegen anderer Fächer. Es gibt Schätzungen, nach denen der Behandlungsbedarf in Deutschland damit keineswegs gedeckt ist. Sie besagen auch, dass sich unter den behandelten Kindern – ähnlich wie in angloamerikanischen Studien – fehldiagnostizierte Patienten befinden. Der Qualität der Eingangsdiagnostik und vor allem der Differenzialdiagnostik kommt deswegen hier und bei anderen Indikationsstellungen eine wichtige Rolle zu.

Was die Aussage über die Rate psychiatrisch ausgebildeter Ärzte angeht, ist sie wenigstens für die Kinder- und Jugendpsychiater inzwischen überholt. Wir befinden uns bezüglich der Zahl inzwischen in Europa im Mittelfeld. Die von der Weltgesundheitsorganisation empfohlene Zahl von einem Facharzt auf 50.000 Einwohner ist allerdings noch längst nicht erreicht. Auch sind nicht alle Fachärzte unmittelbar

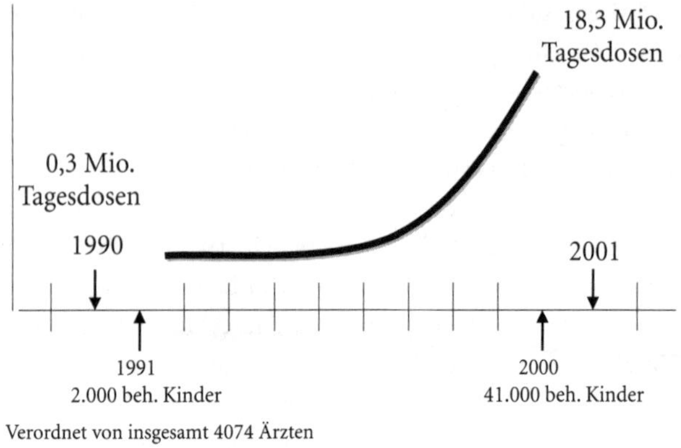

Abb. 1: Entwicklung der Stimulanzienverordnung 1990–2001 anhand des GEK-Arzneimittelreports 2001

für die Versorgung der Bevölkerung verfügbar. Außerdem gibt es bei Regionen mit unterschiedlicher Bevölkerungsdichte sehr unterschiedliche Grade der Erreichbarkeit eines entsprechenden Facharztes. Das unterstreicht die Bedeutung der Differenzialdiagnostik bei fachfremder Diagnostik und Therapie psychisch gestörter Kinder und Jugendlicher.

Die Leitlinien für unser Fachgebiet informieren darüber, wie diagnostiziert und vor allem behandelt werden soll. Selten ist die Rede davon, dass andere als Ärzte nach der Diagnostik für die Intervention zuständig sind. Entsprechender Bedarf entsteht oft bei chronischen Störungsbildern, wie beispielsweise Störungen des Sozialverhaltens.

Solche Störungen machen bei Schulkindern und Jugendlichen etwa ein Viertel der Morbiditätsraten aus. Ihr Anteil ist noch höher, wenn man die Kombinationen von hyperkinetischen Störungen mit Störungen des Sozialverhaltens hinzunimmt. Die durchgehend umrahmten Felder in Abbildung 2, die analog der Leitlinie zur Behandlung von Störungen des Sozialverhaltens angefertigt wurde (Schmidt et al. 2003a), markieren die Zuständigkeit der Jugendhilfe, die unterbrochen umrandeten die der Kinder- und Jugendpsychiatrie. Das bedeutet, dass Kinder- und Jugendpsychiater in erheblichem Umfang Indikationen stellen, deren Umsetzung die Leitlinien Angehörigen anderer Berufsgruppen zuschreiben. Jenseits solcher störungsspezifischer Zuschreibungen stellen wir im Rahmen der multiaxialen Diagnostik oft Indikationen für das Mittätigwerden von Mitarbeitern aus anderen Berufsgruppen im Rahmen kinder- und jugendpsychiatrischer Interventionen, etwa wenn die Änderung pathogener Lebensbedingungen oder schulischer Verhältnisse angestrebt wird, erst recht, wenn seelische Behinderung gemäß § 35 a SGB VIII festgestellt werden, wie das bei autistischen Störungen, komplizierten hyperkinetischen Syndromen, Angst- und Zwangssyndromen, affektiven Störungen, schizophrenen Residualzuständen und Substanzmissbrauch oder -abhängigkeit häufig geboten ist (ohne dass die hier gegebene Aufzählung als vollzählig angesehen werden kann). Keine Erwähnung finden hier Zuweisungen von Kinder- und Jugendpsychiatern an Angehörige ande-

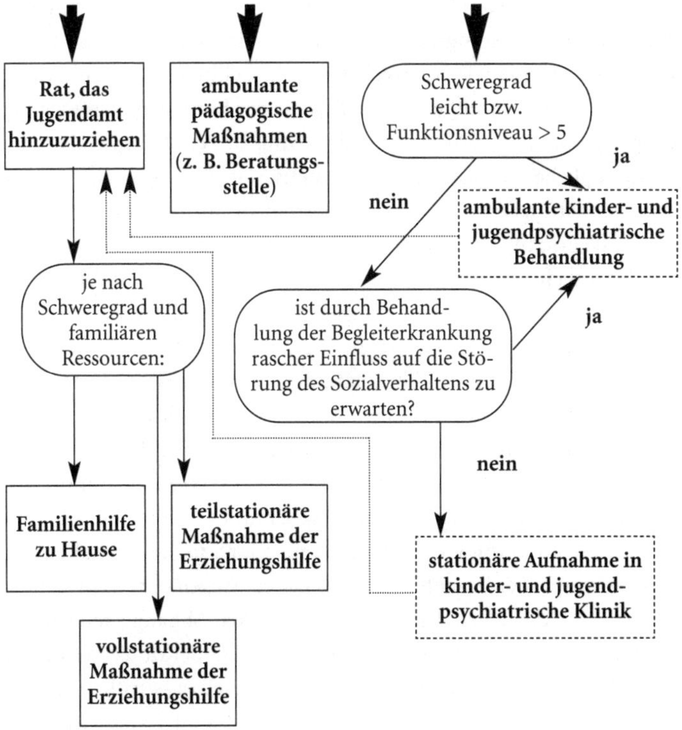

Abb. 2: Auszug aus der Leitlinie zur Behandlung von Störungen des Sozialverhaltens bei Kindern und Jugendlichen (Deutscher Ärzteverlag 2000)

rer Heilberufe, obwohl es auch dabei zu Effizienzverlusten kommen kann.

Als Zielbereiche kinderpsychiatrischer Interventionen werden in der Regel Symptomreduktion, Kompetenzerweiterung und Verbesserung ungünstiger Umfeldbedingungen genannt. Als Nebenziel gilt die Verbesserung der subjektiven Lebensqualität, weil bei Minderjährigen die »objektive« Lebensqualität an der Fähigkeit zur Erfüllung alterstypischer Entwicklungsaufgaben, also an den vorhandenen Kompetenzen gemessen wird. Subjektive Lebensqualität bei Minderjährigen hat deswegen vorrangig mit Therapiezufriedenheit – die die Therapiemotivation steigern kann – und Krankheitsbewältigung zu tun. Während über das Therapieziel der Symptomreduktion zwischen dem Beteiligten leicht Einigkeit herzustellen ist, gilt das weniger für die Kompetenzerweiterung, vor allem für das dabei anzustrebende Ausmaß. Die Interventionsforschung belegt aber bei kinderpsychiatrischen Interventionen ebenso wie bei solchen der Jugendhilfe (Remschmidt u. Schmidt 1988; Schmidt et al. 2003b), dass der Kompetenzerweiterung engere Grenzen gesetzt sind als der Symptomreduktion, sodass die diesbezügliche Diskussion eher theoretisch ist oder sich auf geringgradige Störungen bezieht. Es geht also nicht nur um den Erhalt der durch die Erkrankung betroffenen oder nicht betroffenen Funktionen, sondern auch um deren Weiterentwicklung, um den Anschluss an den Entwicklungsstand der Altersgleichen zu ermöglichen. Symptome psychischer Störungen stehen der Bewältigung alterstypischer Entwicklungsaufgaben nicht selten entgegen, so das autistische Verhalten dem Kontakt mit Bezugspersonen, oppositionelles Verhalten der zu erlernenden Affektregulation, Lese-Rechtschreib-Schwäche oder Schulschwänzen der schulischen Integration, so die Trennungsangst der altersgemäßen Verselbstständigung, dissoziales Verhalten der supportiven Interaktion mit Gleichaltrigen und anorektisches Verhalten der Zuwendung zu adoleszenten Lebensinhalten. Wegen der engen Anbindung des Kindes in sein Umfeld und der starken Abhängigkeit von erwachsenen Bezugspersonen in der Kindheit – in der Adoleszenz auch von Gleichaltrigen – gilt als drittes Therapieziel, dass pathogene Bedingungen im Umfeld des Patienten möglichst reduziert, günstige erweitert werden sollen, ein in der Regel noch schwerer zu erreichendes Interventionsziel als die Kompetenzerweiterung.

In den Leitlinien ist die Rede davon, wie solche Ziele erreicht werden können, selten wird davon gesprochen, unter welchen Umständen nicht behandelt werden soll, und auch im klinischen Alltag wird diese Frage zu selten gestellt. Das geschieht deshalb kaum, weil Behandlungsempfehlungen in der Regel davon ausgehen, dass eine kategoriale Diagnose gestellt wurde, also von der Zuschreibung einer psychischen Störung, die als vorhanden oder nicht vorhanden beschrieben werden kann. Uns muss also die Frage beschäftigen, ob ohne eine kategoriale Diagnose Interventionsbedarf bestehen kann. Dafür sei beispielhaft auf die Ergebnisse von Angold et al. (1999) hingewiesen, die gezeigt haben, dass in einer unausgelesenen Stichprobe 9,4 Prozent der Patienten, denen keine kategoriale Diagnose zugeschrieben wurde, deutliche Einschränkungen ihres Kompetenzniveaus aufwiesen, also alterstypischen Entwicklungsaufgaben nicht gerecht werden konnten (ähnlich Gjaerum u. Bjornerem 2003). Stark und Kendall haben – um ein anderes Beispiel zu nennen – schon 1996 ein Behandlungsprogramm für die Beeinflussung depressiver Symptome unterhalb der Schwelle der Diagnose einer depressiven Episode angewendet; dies unter anderem mit der Vorstellung, dass die Behandlung unterschwelliger Symptomkomplexe die Entwicklung manifester depressiver Episoden verhindern oder hinausschieben könne. Wir selbst haben in einer epidemiologischen Jugendstudie gesehen, dass vor allem Mädchen im frühen Schulalter bei kategorialer Diagnostik seltener emotionale Störungen zugeschrieben werden. Es zeigte sich jedoch häufig eine noch unterschwellige Akkumulation einschlägiger Symptome bei Probandinnen, die knapp 20 Jahre später vermehrt psychische Störungen entwickelt hatten, sodass die Häufung solcher Symptome, die nur dimensional diagnostiziert werden konnten, als Vorläufer späterer kategorial-diagnostizierter Störungen angesehen wurde (Esser et al. 1992). Anhand dieser Beispiele – nicht erwähnt wurden präventive Maßnahmen zur Vorbeugung von Störungen des Sozialverhaltens bei unterschwelliger Symptomatik – ist die Behandlung von Kindern und Jugendlichen ohne kategorial diagnostizierte psychische Störung durchaus zweckmäßig, sei es, um die Kompetenz der Betroffenen bei schon vorhandenen Symptomen zu erhöhen oder um längerfristig zu erwartende manifeste Störungen vorzubeugen.

Ähnlich kann eine Behandlungsindikation ohne kategoriale Diagnose einer psychiatrischen Störung bei ausgeprägten abnormen psychosozialen Umständen indiziert sein. Eine Anhäufung pathogener Situationen führt erfahrungsgemäß, noch bevor sich eine psychische Störung manifestiert, zur Einschränkung des Kompetenzniveaus eines Kindes; als Beispiele können körperlich misshandelte Kinder, Kinder alkoholkranker oder schizophrener Eltern, aus Familien mit verzerrter Kommunikation oder mit stattgehabten Traumatisierungen dienen. Sie steigern gleichzeitig die Wahrscheinlichkeit für das Auftreten manifester psychischer Störungen, wie Untersuchungen zur Anwendung von Rutters Family Adversity Index auf unausgelesene Populationen gezeigt haben (Blanz et al. 1991).

Ein Automatismus zwischen der Diagnose einer psychischen Störung und deren Behandlung besteht also nicht. Behandlung ist in der Satzung der gesetzlichen Krankenversicherung bei diagnostizierten Störungen nur vorgesehen, soweit sie notwendig ist. Dann muss sie zwar ausreichend, aber auch zweckmäßig und wirtschaftlich sein. Ausgenommen die Notwendigkeit sind es also mehr oder minder ökonomische Gründe, die über Behandlung oder Nichtbehandlung entscheiden können.

Kommt es für die Behandlungsindikation trotz unterschwelliger Symptomatik auf Symptomspektrum und Ausmaß der Funktionsbeeinträchtigung an, betrifft die Frage, unter welchen Umständen trotz gegebener kategorialer Diagnose keine Behandlungsindikation besteht, vor allem den natürlichen Verlauf psychischer Störungen. Passagere Tics, Pavor nocturnus, die meisten Fälle von Schlafwandeln, viele Angststörungen, dissoziale Störungen mit Beginn in der Pubertät und ähnliche Bilder treten in Abhängigkeit von Alter und Entwicklungsstand auf, zeigen aber eine hohe Rückbildungsrate im natürlichen Verlauf (s. Abb. 3). Die bisherigen Überlegungen legen nahe, dass Art und Ausmaß psychiatrischer Symptomatik und das Defizit an Kompetenzen auch für die Inanspruchnahme kinder- und jugendpsychiatrischer Dienste sowie von Hilfen zur Erziehung im Rahmen der Jugendhilfe ausschlaggebend sein sollten.

Im Rahmen epidemiologischer Studien wurden Motive für das Hilfesuchverhalten bei kinder- und jugendpsychiatrischen Störungen untersucht. Dabei fand sich, dass nicht Symptomausprägung und Kompetenzdefizit führend waren, sondern die subjektive Hilfsbedürf-

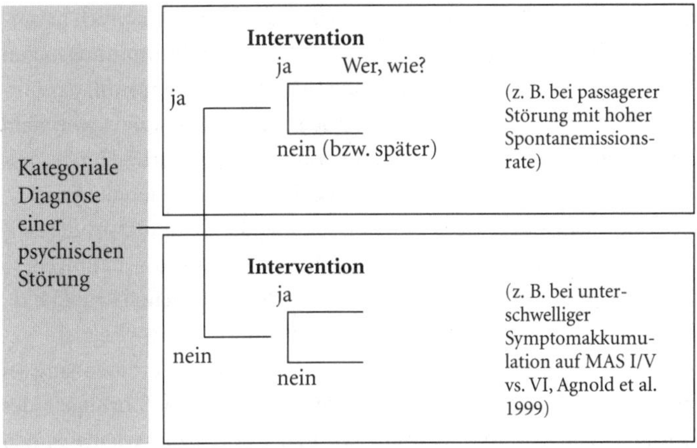

Abb. 3: Vorliegen und Nichtvorliegen von Behandlungsindikationen in Abhängigkeit von Symptomatik, Funktionsniveau und psychosozialen Bedingungen

tigkeit der Eltern und Patienten (Esser et al. 1986). Kinder kranker Eltern, schwache Schüler und Kinder aus ungünstigen ökonomischen Verhältnissen wurden weitaus seltener als erwartet vorgestellt. Höhere Inanspruchnahmebarrieren reduzierten ebenfalls die Nutzung der Hilfsmöglichkeiten. Ähnlich sind die Ergebnisse der MECA-Studie (Leaf et al. 1996). Verhulst und van der Ende (1997) fanden eine höhere Inanspruchnahme kinderpsychiatrischer Dienste und eine niedrigere durch Patienten mit Störungen des Sozialverhaltens. Auch Vostanis et al. (2003) stellten dar, dass Komorbidität mit somatischen und emotionalen Symptomen bei Kindern mit gestörtem Sozialverhalten häufiger Grund für die Inanspruchnahme kinder- und jugendpsychiatrischer Dienste waren, dass aber Kinder aus Unterschichtfamilien und solche mit chronischen Konflikten zwischen ihren Eltern trotz ausgeprägt dissozialer Symptomatik eher Jugendämtern oder Beratungsstellen vorgestellt wurden. Eine Ausweitung psychiatrischer Hilfsmöglichkeiten sichert also keineswegs, dass die Bedürftigsten davon auch Gebrauch machen. Subjektive Hilfsbedürftigkeit ist außerdem kein guter Indikator für eine am künftigen Syndromverlauf gemessene Hilfsnotwendigkeit.

Fortschritte in der Klassifikation psychischer Störungen von Kindern und Jugendlichen haben in den letzten 30 Jahren nämlich hauptsächlich Verlaufsstudien gebracht. Von den vier Bestimmungstypen psychischer Störungen – dem einheitlichen Symptomprofil, der einheitlichen Pathogenese und der einheitlichen Therapie sowie dem ähnlichen Verlauf – hat sich der Verlauf als trennscharfes Unterscheidungskriterium zwischen psychischen Störungen erwiesen (die Symptomatik schneidet wegen Überschneidung der Symptomprofile zwischen verschiedenen Störungen nicht so gut ab, die Pathogenese ebenfalls nicht wegen Ähnlichkeiten bei unterschiedlichen Krankheitsbildern oder infolge mangelnder Erkenntnisse, die Therapie nicht wegen der nur schmalen sicheren Basis). In diesem Zusammenhang sei an die Unterscheidung zwischen hyperkinetischen Störungen des Sozialverhaltens und alleinigen Störungen des Sozialverhaltens, den ebenfalls vom dissozialen Verhalten bestimmten Verlauf kombinierter Störungen des Sozialverhaltens mit emotionalen Störungen, die Unterscheidung passagerer von chronischen Tics, den Verlauf von Pavor nocturnus und Schlafwandeln und die relevante Unterscheidung zwischen früh und spät beginnenden Störungen des Sozialverhaltens durch das DSM-IV erinnert. Verschiedene Studien haben die Behandlungsdauer als relevante Größe nicht nur in der Kinder- und Jugendpsychiatrie, sondern auch bei Hilfen zur Erziehung erwiesen. Mehrfach wurde nach Prädiktoren der notwendigen Dauer stationärer klinischer Behandlung gesucht. In Tabelle 1 sind die Ergebnisse von Gold et al. (1993) und Höger et al. (2002) einander gegenübergestellt. Die Gruppe um Gold hat eine hohe Varianzaufklärung erreicht, die Gruppe um Höger eine niedrige. Bezüglich der verwendeten Prädiktoren sieht man, dass Gold et al. zwei Therapievariablen, die sich als kritisch erwiesen, einbezogen haben und Höger et al. drei solche Therapievariablen, dass die Gruppe um Höger aber keine kritischen Syndromvariablen finden konnte, während Gold et al. vier solche Syndromvariablen nachwiesen.

Tab. 1: Prädiktion der Behandlungsdauer psychischer Störungen bei Kindern und Jugendlichen nach Gold et al. (1993) und Höger et al. (2002)

	Gold et al.	**Höger et al.**
Kritische Syndromvariablen	4	0
Kritische Therapievariablen	2	3
Erklärte Varianz	57 %	10 %

Die höhere Varianzaufklärung in dieser und ähnlichen Arbeiten beruht auf der Einbeziehung von Syndromvariablen, also auf unterschiedlichen Klassifikationsprozeduren. Unter anderem deswegen wurde ein Klassifikationsansatz für kinder- und jugendpsychiatrische Störungen vorgeschlagen (s. Tab. 2; Remschmidt u. Schmidt 2000), der von Syndromgruppierungen anhand ähnlicher Symptome absieht und stärker auf den zu erwartenden Verlauf von Störungen fokussiert, sodass sich neben *Normvarianten* und *Anpassungsstörungen* eine Gruppe *früh beginnender kontinuierlicher Störungen* wie Schwachsinn, Autismus, verschiedene Sprachstörungen, Lese-Rechtschreib-Schwäche oder hyperkinetische Syndrome mit Störung des Sozialverhaltens ergibt, daneben aber eine Kategorie *entwicklungsabhängiger passagerer Störungen* – von den Regulationsstörungen des Säuglings über einfache oppositionelle Störungen, verschiedene Aufmerksamkeitsstörungen, Schlafstörungen und Enuresis bis hin zu den häufigen dissozialen Störungen, die erst an der Schwelle zur Adoleszenz beginnen und trotz schwieriger Symptomatik einen relativ günstigen Spontanverlauf zeigen.

Tab. 2: Vorschlag einer Klassifikation psychischer Störungen nach Verlaufstypen (Remschmidt u. Schmidt 2000)

- Normvarianten und Anpassungsstörungen
- Früh beginnende kontinuierliche Störungen
- Entwicklungsabhängige passagere Störungen
- Altersabhängige Interaktionsstörungen
- Störungen mit typischem Beginn im Kindes- und Jugendalter
- Früh beginnende erwachsenentypische Störungen

Ähnlich altersabhängig sind zahlreiche *Interaktionsstörungen des Kindes- und Jugendalters* von der Fütterstörung über die Trennungsangststörung bis hin zu Schulängsten im engeren Sinne; Störungen, in deren Behandlung also das Umfeld vorrangig einbezogen werden muss (vgl. First et al. 2002). Davon unterschieden wurden eine Gruppe von *Störungen mit typischem Beginn im Kindes- und Jugendalter*, deren Verlauf offen ist, und eine Gruppe *früh beginnender erwachsenentypischer Störungen* mit eher schwierigem Verlauf. Zurückkommend zu der Frage, bei welchen Kindern und Jugendlichen mit kategorialen Diagnosen eine Indikation zur Behandlung nicht oder nicht unmittelbar besteht, ist hier an einen Teil der Anpassungsstörungen, die alterstypischen passageren Störungen und einen Teil der Interaktionsstörungen zu denken. Remschmidt und Mattejat haben in diesem Band ebenfalls auf unterschiedliche Verlaufstypen psychischer Störungen bei Kinder- und Jugendlichen hingewiesen. Die Verlaufsprognose ist neben Symptombelastung und Kompetenzdefizit als drittes Indikationskriterium zu betrachten.

Rahmenbedingungen der Indikationsstellung

Die Frage, unter welchen Rahmenbedingungen Behandlungsindikationen unabhängig von den vorliegenden Syndromen, ihrer Verlaufsgestalt und den bestehenden Kompetenzdefiziten gestellt werden, kann durch Kriterien aus zwei Kategorien beantwortet werden; eine Kategorie mehr ökonomischer, eine andere mehr ethischer Bedingungen (s. Abb. 4). Nach geltenden Regeln muss die Behandlung psychischer Störungen notwendig sein, außerdem ausreichend, zweckmäßig und wirtschaftlich. Die Notwendigkeit wurde im vorigen Abschnitt abgehandelt. Wie weit Behandlung ausreichend ist, ergibt sich aus den Therapiezielen und ihrer Erreichbarkeit. Zur notwendigen Behandlung zählt nicht nur eine, die die Symptomatik weitgehend oder vollständig beseitigen kann, sondern auch eine, die Symptome lindern kann.

In Kategorien von Wirtschaftlichkeit zu denken, ist der Kliniker wie der Praktiker gewohnt. Zu wenig wird aber beachtet, was unterblie-

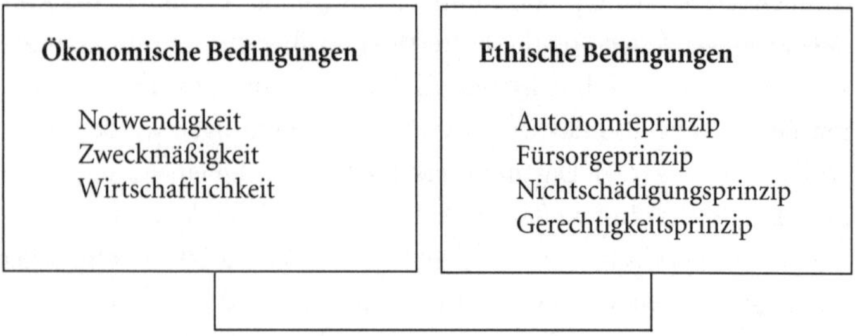

Abb. 4: Rahmenbedingungen für Therapieindikationen

bene Behandlungen an Kosten verursachen (Taylors Beispiel der zehnmal so hohen Folgekosten bei unbehandelten hyperkinetischen Störungen von Kindern). Ökonomische Entscheidungen werden aber nicht nur bei Fragen des Behandlungsumfangs in Klinik und Praxis gestellt, auch nicht nur bei Entscheidungen über die Dauer, sondern auch bei Entscheidungen über das Behandlungssetting. In diesem Bereich gibt es offensichtlich Raum für mehr oder minder ökonomische Entscheidungen, etwa bei der Frage, unter welchen Bedingungen teilstationäre Behandlung notwendig oder der stationären vorzuziehen ist (teilweise Gegenstand der Leitlinien unseres Fachs), auch bei der Frage, welche Einsparungen sich durch alternative Behandlungsformen erzielen lassen, etwa durch Behandlungen im häuslichen Milieu, die den Kontakt des Patienten zu seinem Umfeld erhalten und dieses in die Behandlungsverantwortung einbeziehen (Lay et al. 2002). Die Vorgaben von Budgets übergehen allerdings die Fragen der Notwendigkeit oder Zweckmäßigkeit in manchen Bereichen, ebenso wie Restriktionen bezüglich der Verordnung für bestimmte Indikationen (noch) nicht zugelassener Medikamente.

Hier sind Indikationsfragen unter den ethischen Rahmenbedingungen zu erörtern. Dazu wird auf die Prinzipien von Beauchamp und Childress zurückgegriffen: das Prinzip der Selbstbestimmung des Patienten, der Fürsorge, also des Nutzens ärztlichen Handelns, das Prinzip der Nichtschädigung und das Gerechtigkeitsprinzip. Bezüglich des Autonomieprinzips als Rahmenbedingung für die Indikationsstellung ist die Besonderheit im Kindes- und Jugendalter, dass bei der Konsensfindung zwischen Arzt und Patient die Rechte von Eltern und Minderjährigen zu berücksichtigen sind. Der Konsens der Eltern Minderjähriger ist durch die Grenzen des Elternrechts beschränkt, der Konsens der Minderjährigen dadurch, dass ihre Pathologie nicht dazu führen darf, dass Entwicklungschancen ungenutzt bleiben. Im Sinne des letzteren Prinzips wird in den letzten Jahren eine Zunahme der Begutachtung (nach § 1631b BGB) zur Frage der Genehmigung einer geschlossenen Unterbringung in Einrichtungen der Kinder- und Jugendpsychiatrie oder der Jugendhilfe beobachtet. Die Problematik dieser Begutachtungen liegt darin, dass die Evidenz des Nutzens bestimmter Interventionen gerade bei Patienten mit schwerwiegenden Störungen, die Selbst- oder Fremdgefährdung nach sich ziehen können, nämlich Suizidalität, Substanzmissbrauch, Schulverweigerung und aggressives Verhalten, vor allem bezüglich der Nachhaltigkeit der Interventionen mäßig ist. Gerade bei Störungen, die Eingriffe in die Rechte des Minderjährigen erfordern, wünschte man sich aber eine weitaus höhere Evidenz. Keineswegs so angestiegen wie die Zahl der Interventionen unter den Voraussetzungen des § 1631b BGB ist die Zahl der Behandlung unter den Voraussetzungen des § 1666 BGB, also der verschuldeten oder nicht verschuldeten Außerachtlassung der Verpflichtungen, die aus der elterlichen Sorge entstehen. Man könnte den in Tabelle 3 einander gegenübergestellten Zahlen entnehmen, dass Eltern sich häufiger durchringen, Behandlungen gegen die Einsicht ihres Kindes einzuleiten als Jugendämter oder andere Instanzen entsprechende Genehmigung zur Beschränkung der elterlichen Sorge beantragen.

Tab. 3: Begutachtungen nach § 1631b beziehungsweise § 1666 BGB an der Mannheimer Klinik 1997–2002

	§ 1631 b	**§ 1666 BGB**
1997–1999	6	2
2000–2002	49	4

Die zweite Bedingung anhand der Prinzipien nach Beauchamp und Childress wird durch das Fürsorgeprinzip gebildet. Die Behandlung psychischer Störungen soll nutzen, soll körperliche Risiken und Suizidrisiken reduzieren, Fremdgefährdungen nicht nur im Interesse womöglich Geschädigter, sondern auch wegen der Folgen für den potenziellen, minderjährigen Schädiger vorbeugen, sie soll Symptome reduzieren, Kompetenzen steigern und Umfeldbedingungen verbessern. Diese Ziele sind unterschiedlich leicht erreichbar, und die Notwendigkeit der Kompetenzsteigerung begründet wahrscheinlich die relative Überlegenheit behavioraler und familienbezogener Methoden in der Psychotherapie bei Kindern und Jugendlichen. Als Beispiele sind Veränderungen bezüglich Symptomatik, Kompetenz und Umfeldbedingungen in zwei unterschiedlichen Studien in Tabelle 4 dargestellt.

Die von Mattejat und Remschmidt (1988) mitgeteilten Ergebnisse beziehen sich auf eine vergleichende Studie der Effekte von stationärer Behandlung, teilstationärer Behandlung und Hometreatment in

Tab. 4: Veränderungen bezüglich der Symptomatik, Kompetenz und Umfeldbedingungen in Vergleichsstudien aus Kinder- und Jugendpsychiatrie und Jugendhilfe

	Prozentanteil der Veränderten[1]	**Ausmaß der Verbesserungen in %**[2]
Symptomreduktion	72	52 (70)
Kompetenzsteigerung	51	37 (51)
Veränderungen im Umfeld	15	34 (23)

1 Mattejat und Remschmidt (1988)
2 Schmidt et al. (2003b)

Marburg und Mannheim, deren Ergebnis mit Prozentsätzen gebesserter, teilgebesserter oder verschlechterter Patienten ausgedrückt wurde. Daneben stehen Ergebnisse aus der Jugendhilfe-Effekte-Studie (Schmidt et al. 2003b), die fünf unterschiedliche Hilfen zur Erziehung von Erziehungsberatung bis zur vollstationären außerhäuslichen Unterbringung miteinander verglichen hat und korrigierte mittlere prozentuale Veränderungen pro Individuum zu ermitteln versuchte. Weniger die absoluten Zahlen sind hier betrachtenswert, sondern das Phänomen, dass Symptomreduktion jeweils leichter erreichbar war als Kompetenzsteigerung, diese zumindest in einer Studie – ebenso in verschiedenen Teilbereichen der Jugendhilfe-Effekte-Studie – leichter als Veränderungen im Umfeld. Indikationsstellungen für kinder- und jugendpsychiatrische Interventionen müssen also unter dem Aspekt der Zweckmäßigkeit die leichter erreichbaren Ziele den schwereren voranstellen. Darüber hinaus gibt es Beziehungen zwischen den drei Erfolgskriterien: Symptomreduktion ebnet den Weg für Kompetenzsteigerung, Effekte, die im Umfeld erreicht werden, begünstigen Wirkungen beim Kind oder Jugendlichen, nicht aber umgekehrt. Das heißt auch, dass die bevorzugte Indikation für Interventionen am Patienten gerechtfertigt ist, wenn das Umfeld sich als wenig beeinflussbar erweist.

Als dritte Rahmenbedingungen für Indikationsstellungen ist das Prinzip des Nichtschädigens zur erörtern. Dazu gehört nicht nur, dass somatische Interventionen keine unerwünschten Wirkungen haben sollen, sondern auch, dass Patienten nicht infantilisiert werden, nicht bewusste Inhalte nicht unnötig bewusst gemacht und Umfeld-Kind-Konflikte nicht verschärft werden, schließlich, dass unzureichende Behandlung vermieden werden muss. Unter dem letztgenannten Aspekt wurden 233 Anträge durch Krankenkassen oder private Krankenversicherungen zu finanzierender Verhaltenstherapie analysiert. Bei 28,4 Prozent wurde die Diagnose einer hyperkinetischen Störung nach ICD-10 oder Aufmerksamkeitsdefizitstörung nach DSM-IV gestellt. Auch bei projizierter oder notwendiger Behandlungsdauer von mindestens ein bis zwei Jahren wurde bei mehr als der Hälfte der Behandelten eine pharmakotherapeutische Mitbehandlung nicht in Betracht gezogen (56 % versus 44 %). Angesichts der Ergebnisse der MTA-Studie (MTA Cooperative Group 1999) und erst recht der Reanalyse der Ergebnisse durch Santosh (2003) muss bezweifelt werden, dass den Betroffenen, deren gesamte Behandlungskarriere hier nicht weiter dargestellt werden kann, damit immer eine ausreichende Behandlung zukommt.

Bezüglich des vierten Prinzips von Beauchamps und Childress ist bei der Indikationsstellung zu überlegen, ob alle Behandlungsbedürftigen tatsächlich Zugang zur Behandlung haben, ob bei Engpässen oder Mängeln im Versorgungssystem wenigstens die objektiv Bedürftigsten ausreichende Chancen haben, eine Behandlung zu erhalten. Außerdem ist zu fragen, ob Kollateralprobleme – wie eine Lese-Recht-schreib-Schwäche oder erhebliche psychische Störungen der Eltern – in die Behandlungsplanung so ausreichend einbezogen werden, dass ihre Beeinflussung nicht an der Verteilung auf unterschiedliche Therapieinstanzen scheitern. Haben beispielsweise Kinder mit Störungen des Sozialverhaltens gleiche Chancen wie Kinder mit emotionalen Störungen, in einer Praxis oder Klinik angemessene Behandlung zu erfahren? Remschmidt und Walter (1989) haben in ihrer umfänglichen Inanspruchnahmestichprobe Ergebnisse vorgelegt, die uns nachdenklich machen sollten. Beispielsweise stiegen nach ihren Ergebnissen Behandlungsdauer und Kontakthäufigkeit im Rahmen von Behandlungen mit der sozialen Schichtenzugehörigkeit. Patienten der sozialen Unterschicht kamen häufiger durch Überweisung zur Behandlung als Selbstmelder. Brettel und Poustka (2002) haben kürzlich auf die Häufung abnormer psychosozialer Umstände, die ja bekanntlich Risikofaktoren für die Entstehung psychischer Störungen sind, bei jugendlichen Straftätern hingewiesen.

Optionen für die Verbesserung der Indikationsstellung

Wenn wir zum eingangs zitierten Satz von Lord Robert May zurückkehren und uns fragen, welche Veränderung in unserem Versorgungssystem zu angemesseneren Indikationsstellungen beitragen könnten, lassen sich diese wie folgt zusammenfassen:

Eine Verdichtung der Versorgung soll nicht nur eine generell bessere Patienten-Facharzt-Relation ermöglicht, sondern vor allem ortsnähere Behandlungsmöglichkeiten. Notwendige längere Behandlungen dürfen nicht an Entfernungsproblemen scheitern. Nötigenfalls müssen in den Niederlassungsregeln und in den Lokalisierungsregeln für Institutsambulanzen entsprechende Veränderungen vorgenommen werden.

Die jetzt angestrebte bessere Vernetzung ambulanter und stationärer Strukturen genügt nicht, um eine ausreichende Behandlungskontinuität bei chronischen Störungen mit dem Risiko von Kompetenzeinschränkungen oder Verlusten zu gewährleisten. Zumindest in der Kinder- und Jugendpsychiatrie erscheint der Dualismus von ambulantem und stationärem Behandlungssektor überholt. Bereits die Enquête zur Lage der Psychiatrie hat in den 1970er Jahren für dieses Fach regionale Behandlungszentren diskutiert.

Die Möglichkeiten der Behandlung im natürlichen Milieu müssen in Feldstudien weiter untersucht werden. Die administrativen Voraussetzungen für diese Behandlungsformen, die längerfristig Kosteneinsparung versprechen, dürfen nicht an der Befürchtung vorübergehender Kostensteigerungen scheitern. Im Rahmen dieser Behandlungsform sind auch Voraussetzungen dafür zu schaffen, dass Interventionen bei psychischen Störungen auf den Bereich der Schule ausgedehnt werden können.

Wenn die Aufgaben der Kinder- und Jugendpsychiatrie nicht auf kurative Medizin beschränkt bleiben sollen, bedarf es ihrer engeren Vernetzung mit der Jugendhilfe, speziell im Bereich der Hilfen zur Erziehung. Wenigstens so lange, bis eine angemessene gemeinsame Kostenregelung gefunden ist, müssen Aufgaben, die die Kinder- und Jugendpsychiatrie für die Jugendhilfe übernimmt, aus deren Mitteln finanziert werden.

Vor allem im Hinblick auf Maßnahmen der Frühdiagnostik und Frühintervention unterhalb der Schwelle kategorial diagnostizierter Störungen bedarf es einer engeren Zusammenarbeit zwischen Kinder- und Jugendpsychiatern und Pädiatern. Voraussetzung für die Umsetzung dieser Vorstellung ist allerdings die Finanzierung entsprechender Präventionsmaßnahmen durch zuständige Träger.

Die Leitlinien müssen mit dem Ziel der Entwicklung von Behandlungsalgorithmen für Interventionen unter den Bedingungen von Komorbidität oder pathogenen Rahmenbedingungen weiterentwickelt werden. Damit ist eine Brücke zwischen Forschung und klinischer Anwendung herstellbar. Gleichzeitig muss die Wahrnehmung und Akzeptanz solcher Behandlungsalgorithmen im Feld untersucht werden.

Die Bemühungen um die Untersuchung des natürlichen Verlaufs von Krankheiten sind zu steigern. Kenntnisse zum natürlichen Verlauf können wesentlich zur Verbesserung von Behandlungsindikationen beitragen.

Vergleichende Therapiestudien müssen ausgeweitet werden. Sie dürfen nicht nur unter experimentellen Bedingungen erfolgen, sondern müssen die Wirkungen von Interventionen in unterschiedlichen Anwendungsfeldern berücksichtigen und nach Wegen für eine raschere Implementierung wichtiger Erkenntnisse mit kurzer Halbwertzeit suchen. Der 106. Deutsche Ärztetag hat in einem Leitantrag auf die Notwendigkeit einer soliden Versorgungsforschung hingewiesen.

Literatur

Angold, A.; Costello, E. F.; Farmer, E. M.; Burns, B. J.; Erkanli, A. (1999): Impaired but undiagnosed. Journal of the American Academy of Child & Adolescent Psychiatry 38 (2): 129–137.

Blanz, B.; Schmidt, M. H.; Esser, G. (1991): Family adversities and child psychiatric disorders. Journal of Child Psychology and Psychiatry 6: 939–950.

Brettel, H.; Poustka, F. (2002): Häufungen abnormer psychosozialer Umstände bei jugendlichen Straftätern mit Beeinträchtigung der Schuldfähigkeit. Prax. Kinderpsychol. Kinderpsychiat. 51: 523–532.

Deutsches Ärzteblatt (1997): S. 2000 (Ausgabe B).

Deutsche Gesellschaft für Kinder- und Jugendpsychiatrie und Psychotherapie, Bundesarbeitsgemeinschaft leitender Klinikärzte für Kinder- und Jugendpsychiatrie und Psychotherapie, Berufsverband der Ärzte für Kinder- und Jugendpsychiatrie und Psychotherapie (2003): Leitlinien zu Diagnostik und Therapie von psychischen Störungen im Säuglings-, Kindes- und Jugendalter. Köln.

Esser, G.; Lahnert, B.; Schmidt, M. H. (1986): Determinants of the utilization of child psychiatry/psychological treatment and its success. Zeitschrift für Kinder- und Jugendpsychiatrie 14 (3): 228–244.

Esser, G.; Schmidt, M. H.; Blanz, B.; Fätkenheuer, B.; Fritz, A.; Koppe, T.; Laucht, M.; Rensch, B.; Rothenberger, A. (1992): Prävalenz und Verlauf psychischer Störungen im Kindes- und Jugendalter. Zeitschrift für Kinder- und Jugendpsychiatrie 20 (1): 232–242.

First, M. B.; Bell, C. C.; Cuthbert, B.; Krystal, J. H.; Malison, R.; Offord, D. R.; Reiss, D.; Shea, T.; Widiger, T.; Wisner, K. (2002): Personality disorders and relational disorder: A research agenda for addressing crucial gaps in DSM. In: Kupfer, D. J.; First, M. B.; Regier, D. A. (Hg.), A Research Agenda for DSM-V. Washington, DC.

Gjaerum, B.; Bjornerem, H. (2003): Psychosocial impairment is significant in young referred children with and without psychiatric diagnoses and cognitive delays. Applicability and reliability of diagnoses in face of co-morbidity. European Child & Adolescent Psychiatry 12 (5): 239–248.

Gold, J.; Shere, D.; Clarkson, B. (1993): Private psychiatric hospitalization of children: predictors of lenght of stay. Journal of the American Academy of Child & Adolescent Psychiatry 32: 135–143.

Höger, C.; Witte-Lakemann, G.; Rothenberger, A. (2002): Wann sollen stationäre kinder- und jugendpsychiatrische Behandlungen beendet werden? Zeitschrift für Kinder- und Jugendpsychiatrie und Psychotherapie 29 (4): 274–281.

Lay, B.; Blanz, B.; Schmidt, M. H. (2002): Effectiveness of home treatment in children and adolescents with externalizing psychiatric disorders. European Child & Adolescent Psychiatry 10, Suppl. 1: 80–89.

Leaf, P. J.; Alegria, M.; Cohen, P. et al. (1996): Mental health service use in the community and schools: results from the four-community MECA study. Journal of the American Academy of Child & Adolescent Psychiatry 35: 889–897.

Mattejat, F.; Remschmidt, H. (1988): Behandlungsverlauf und Behandlungsergebnisse. In: Remschmidt, H.; Schmidt, M. H. (Hg.), Alternative Behandlungsformen in der Kinder- und Jugendpsychiatrie. Stuttgart, S. 66–77.

MTA Cooperative Group (1999): 14-month randomized clinical trial of treatment strategies for attention deficit hyperactivity disorder. Archives of General Psychiatry 56: 1073–1086.

Remschmidt, H.; Schmidt, M. H. (Hg.) (1988): Alternative Behandlungsformen in der Kinder- und Jugendpsychiatrie. Stuttgart.

Remschmidt, H.; Walter, R. (1989): Evaluation kinder- und jugendpsychiatrischer Versorgung. Analysen und Erhebungen in drei hessischen Landkreisen. Stuttgart.

Remschmidt, H.; Schmidt, M. H. (2000): Diagnostik und Klassifikation in der Kinder- und Jugendpsychiatrie. In: Helmchen, H.; Henn, F. A.; Lauter, H.; Sartorius, N. (Hg.), Psychiatrie der Gegenwart. Bd. 3. Psychiatrie spezieller Lebenssituationen. Berlin/Heidelberg, S. 59–70.

Santosh, P. (2003): Principles and indications of psychopharmacological treatment in child and adolescent psychiatry. Vortrag CTW-Kongress, 27.–28. 06. 2003. Berlin.

Schmidt, M. H.; Niemeyer, J.; Brink, A.; Matussek, M.; Vehreschild, P. (2003a): Störung des Sozialverhaltens (F91, F92). In: Deutsche Gesellschaft für Kinder- und Jugendpsychiatrie und Psychotherapie et al. (Hg.), Leitlinien zu Diagnostik und Therapie von psychischen Störungen im Säuglings-, Kindes- und Jugendalter. Köln, S. 261–270.

Schmidt, M. H.; Schneider, K.; Hohm, E.; Pickartz, A.; Macsenaere, M.; Petermann, F.; Flosdorf, P.; Hölzl, H.; Knab, E. (2003b): Effekte erzieherischer Hilfen und ihre Hintergründe. BMFSFJ (Hg.), Bd. 219. Stuttgart.

Stark, K.; Kendall, P. C. (1996): Taking Action. Philadelphia.

Verhulst, F.; van der Ende, J. (1997): Factors associated with child mental health service use in the community. Journal of the American Academy of Child & Adolescent Psychiatry 36: 901–909.

Vostanis, P.; Meltzer, H.; Goodman, R.; Ford, T. (2003): Sercie utilisation by children with conduct disorders. Findings from the GB National Study. European Child & Adolescent Psychiatry 12 (5): 231–238.

Franz Resch

Zur Bedeutung der Psychodynamik für eine entwicklungsorientierte Psychotherapie: Mythen und Fakten

Die Diskussion um die Qualitätssicherung der Psychotherapie bei Kindern und Jugendlichen ist nicht frei von Vorurteilen. Die Fragen nach Effektivität und Effizienz jagen insbesondere beziehungsorientierte Therapieverfahren auf der Straße der Empirie vor sich her, die noch vor einem Jahrhundert das Verständnis des menschlichen Seelenlebens revolutioniert hatten. Ein kalter Gegenwind erfasst vor allem das psychodynamische Denken. Verdachtsmomente werden geäußert, dass die Grundannahmen der Psychoanalyse und der tiefenpsychologischen Schulen historisch überkommen seien und durch besser verständliche, empirisch erwiesene Modellvorstellungen abgelöst werden könnten. So als sei psychodynamisches Denken ein ewig gestriges Paradieren im Fantasieraum, das sich einer empirischen Prüfung hartnäckig entziehe.

Die Grundannahmen der Psychoanalyse stellen ein Denksystem dar, das nicht nur in der Vergangenheit die Sichtweise vom Menschen revolutioniert hatte, sondern auch bis in die Gegenwart ein kohärentes und intellektuell befriedigendes Bild vom Menschen und seiner Seele zu entwerfen vermochte, das heute weit unter seinem Wert gehandelt wird (s. Kandel 1999). Ich möchte jene Aspekte betonen, die zur Isolation psychoanalytischen Denkens geführt haben, und aufzeigen, dass die Psychoanalyse in manchen Dingen an diesen Entwicklungen auch selbst Schuld trägt. Bei genauerem Hinsehen weisen viele moderne Errungenschaften der Sozial- und Neurowissenschaften eine Kompatibilität mit psychodynamischen Konzepten auf oder stellen sogar Weiterentwicklungen derselben dar, die wir uns diagnostisch und therapeutisch nutzbar machen können.

Dem psychodynamischen Denken wohnt eine subversive Kraft inne. Es zielt vorbei an allzu glatter Verhaltenslogik und positivistischen Menschenbildern, die das Individuum bloß als lernfähiges, intelligentes und logisch berechenbar handelndes Denkwesen darstellen. Es zeigt den Menschen jenseits der Vernunft als ein von Leidenschaften, Trieben und seelischen Unterströmungen beeinflusstes Wesen, hinter dessen vordergründigen Kulturleistungen Abgründe lauern. Die Psychoanalyse hat gezeigt, dass auch das wache Bewusstsein von den Ungeheuern der Irrationalität belagert und heimgesucht wird. Betrachten wir die Entwicklungen des 20. und 21. Jahrhunderts, die uns zeigen, wie sehr auch heute noch Menschen von mittelalterlichen Weltbildern getragen bis an die Zähne bewaffnet mit hochelektronischen Gerätschaften primitivsten Gefühlen der Lust und Macht frönen oder Misstrauen und Angst anheim fallen.

Psychodynamisches Denken hat uns geholfen, den Weg vom Verhalten zum dahinter liegenden Motiv von der Außenfläche zur Innenseite subjektiven Erlebens zu weisen. Psychodynamik betont die Wichtigkeit von Erfahrung und emotionaler Lerngeschichte. Sie weist damit auf die soziale Verantwortung der Gesellschaft für die Entwicklung des Einzelnen hin. Psychodynamisches Denken ist an der Schnittstelle zwischen Geistes- und Naturwissenschaften angesiedelt, es betont die Vielschichtigkeit menschlicher Motivation und die Komplexität der menschlichen Motivhierarchie – die in ihren wesentlichen Anteilen auch unbewusst ist. Die psychoanalytische Technik ist nicht nur eine wissenschaftliche Methode, sie transportiert ein Menschenbild. Sie legt Wert auf das Subjekt, betont die individuelle Zeit und die Wichtigkeit von Sprache in einer Welt flüchtiger eindringlicher Bilder. Das psychodynamische Denken zeigt den Menschen von Verstand und Emotion gelenkt, und es ist von der Hoffnung getragen, dass der Mensch bei entsprechender Entwicklung seine emotionalen Unterströmungen zähmen und kultivieren kann.

Ein wesentliches Problem aller aus der Psychoanalyse hervorgegangenen Modellbildungen liegt darin, dass sich die Psychoanalyse – unter dem Gesichtspunkt einer Reinhaltung ihrer Lehre – in eine freiwillige wissenschaftliche Isolation begeben hat. Die Skepsis gegenüber den empirischen Wissenschaften hat vielerorts zu einer Abschottung geführt, wobei diese weit über die Distanzierung gegenüber mathematischen Formulierungen ihrer Modelle und Ergebnisse hinausgeht. Nicht zu leugnen ist jedoch die heuristische Kraft psychodynamischer Modelle, die auch gelegentlich zur Selbstimmunisierung der ganzen Wissensrichtung geführt hat. Wo ist die Grenze zwischen Widerstand gegenüber der erhellenden Tiefendimension der Psychodynamik und einer berechtigten Kritik an ihren empirischen Werkzeugen? Wird psychoanalytisches Denken zur Grundlage eines Weltbilds gemacht, besteht die Gefahr in der Generalisierung von Interpretationssystemen, die aus der Zweierbeziehung zwischen Patient und Therapeut resultieren, auf Beziehungssysteme im politischen und wissenschaftlichen Diskurs. Im Versuch, innerhalb des Denksystems klinische Phänomene zu erklären, haben sich eine Vielzahl von psychodynamischen Schulen herausgebildet, die in den letzten Jahren in vielfältigen Schul- und Richtungsstreits eine Selbstzermürbung betrieben. Da auf die Kompatibilität der eigenen Begriffssysteme mit denen anderer Wissensgebiete kein Wert gelegt wurde, kann die Psychoanalyse nur bedingt von Erkenntnissen anderer Forschungsrichtungen unmittelbar profitieren.

Das psychoanalytische Ideengebäude gleicht einem alten Schloss, das von modernen Therapieschulen gleichsam als Steinbruch und Ideenlieferant genutzt wird, sodass psychodynamische Konzepte sich immer wieder in anderen Therapieschulen und Denksystemen wiederfinden, ohne dass sie dort zitiert würden, weil ihre Ideenräume einfach mit anderen Begriffen nachgebildet wurden.

Moderne Versuche, psychodynamisches Denken und Erkenntnisse aus anderen Wissensfeldern, die auf empirischem Wege erworben wurden, miteinander zu verbinden, sollen vorgestellt werden. Eine solche empirische Psychodynamik bezieht Erkenntnisse der Emotions- und Kommunikationsforschung, der Bindungsforschung, der Gedächtnisforschung, der modernen Selbstkonzeptforschung und der Psychotherapieforschung ein.

Affekte und Emotionen

Emotionen stellen die fundamentale Ausdrucksmatrix des Menschen dar. Sie bilden auch eine wesentliche Entscheidungsgrundlage für menschliche Handlungen. Alle Gefühle besitzen eine doppeldeutige

Wirkung nach innen und nach außen. Sie bringen ebenso innere Zuständlichkeit zum Ausdruck wie sie diesen Ausdruck auch als Information in der zwischenmenschlichen Interaktion zur Verfügung stellen.

Jene angeborenen psychobiologischen Reaktionsformen, die sich aus Reflex- und Instinktprogrammen im Rahmen der phylogenetischen Entwicklung herausgebildet haben, nennen wir Affekte. Das Besondere an den Affekten ist die Abkoppelung zwischen Signalreiz und Handlungskomponente: Überlebenswichtige Signalreize führen zu einer Erregungsausbreitung und nicht zu einer fix gekoppelten Handlungsantwort wie im Rahmen von Reflexprogrammen. Auf diese Weise wird durch den Signalreiz Dringlichkeit signalisiert, es wird jedoch durch einen Bewertungsprozess ermöglicht, aus einem Handlungsrepertoire die je angemessene Handlung auszuwählen – Freiheitsgrade der Handlungsentscheidung resultieren daraus. Affekte erzeugen also Dringlichkeit. Unter Einbeziehung des Erfahrungswissens können schließlich passende Handlungsentwürfe umgesetzt werden.

Unter Emotionen verstehen wir den übergeordneten Begriff, der sich sowohl auf die Ausdruckskomponente wie die Erlebniskomponente affektiver Zuständlichkeit bezieht. Während affektive Grundtönungen über die Lebensspanne hinweg konstant bleiben, werden Emotionen durch die zunehmende Ausdifferenzierung von expressiven Komponenten (zum Beispiel Mimik) und kognitiven Bewertungsmöglichkeiten (Selbstreflexion) immer mehr ausgestaltet. Emotionen sind an der Schwelle zum menschlichen Bewusstsein angesiedelt; während Stimmungen und Hintergrundemotionen als unbewusste Tönungen das Erleben beeinflussen können, sind Gefühle immer mit kognitiven Konzepten und Vorstellungen verbunden. Denken und Fühlen sind nur künstlich zu trennen.

Durch das Emotionssystem werden bestimmte Reizaspekte der Umwelt hervorgehoben und erhalten dadurch den Charakter der Bedeutsamkeit. Es kommt zu raschen Veränderungen der aktionalen Bereitschaft, physiologischen und neurohumoralen Auslenkungen, die mit Erregungsprozessen (Arousal) und selektiven Einflüssen auf das Hormonsystem im Sinne einer Stressantwort einhergehen. Somatisch expressive Komponenten äußern sich in Gesichtsausdruck, Körperhaltung et cetera. Solche Veränderungen der Handlungsbereitschaft münden schließlich in ein Monitorsystem, wo sie mit den Informationen der kognitiven Verarbeitungsprozesse von Wahrnehmung, Gedächtnis und Denken integriert werden. Es entsteht eine emotionale Interpretation, die im Sinne der Bedeutungsgebung wirksam wird. Motive, Erfahrungen und aktuelle Umweltbeurteilungen werden integriert und münden schließlich in eine möglichst angemessene Verhaltensantwort. Neuroanatomisch sind die Hirnstammkerne, der Hypothalamus und das basale Vorderhirn sowie die Amygdala und ventromediale präfrontale Bereiche an der Emotionsauslösung beteiligt (Damasio 2000; LeDoux u. Muller 1997).

Emotionen haben aber nicht nur eine Wirkung nach innen im Sinne eines primären Motivationssystems, das subjektive Betroffenheit auslöst und Aktualisierung von Handlungsbereitschaften bewirkt – in ihrer expressiven Funktion haben die Affekte auch eine Bedeutung bei der Regulation der zwischenmenschlichen Interaktion (Resch et al. 1999). Die mimische Kommunikation des Menschen hat eine Signalwirkung, die die Beziehungsregulation ermöglicht. Mimische Zeichen können in direkter Expression den eigenen Gefühlszustand widerspiegeln und auf diese Weise dem Gegenüber die momentane Gefühlslage der Person signalisieren. Mimische Zeichen können jedoch auch im Sinne einer Als-ob-Kommunikation symbolisch Gedankeninhalte und innere Objekte repräsentieren, die auf diese Weise dem Gegenüber als Information über innere Objekte zur Verfügung gestellt wird. So kann beispielsweise die Bezugsperson den Gefühlszustand des Kindes in ihrer eigenen Mimik spiegeln und dem Kind dessen Emotion symbolisch zur Kenntnis bringen. Krause und Mertens (Krause 1998) sowie Fonagy (Fonagy et al. 2002) haben diese Prozesse ausführlich beschrieben.

Die Affektspiegelung durch die Bezugsperson wird dadurch ermöglicht, dass die mimische Äußerung dem Kind gegenüber im Sinne einer Als-ob-Kommunikation markiert wird. Wenn das Kind einen bestimmten Gefühlsausdruck zeigt, wird dieser von der Bezugsperson in mimischen und vokalen Äußerungen als affektreflektierende Information gespiegelt. Durch den spezifischen Kontext der Interaktion wird dem Kind deutlich, dass es im Gesicht der Bezugsperson Informationen über den eigenen mentalen Zustand erhält. Auf diese Weise wird im nonverbalen Bereich der kindliche Gefühlszustand aufgegriffen und dem Kind als Information über sich selbst spiegelnd verständlich gemacht. Nach Fonagy (Fonagy et al. 2002) kann es in diesem Prozess der Affektspiegelung Störungen geben:

So kann das mimische Signal der Bezugsperson expressiv statt symbolisch sein. Das Kind bewirkt dann in der Bezugsperson eine eigene Betroffenheit, sodass beispielsweise eine kindliche Angst, wenn sie in der Bezugsperson Angst auslöst, dem Kind expressiv als mütterlicher Angstaffekt zurückgegeben wird.

Die elterliche Bezugsperson kann andererseits den kindlichen Gefühlszustand richtig aufgreifen, ihn auch symbolisch widerspiegeln, aber durch Umdeutung eigenen Zielen unterordnen. Die Bezugsperson spiegelt dann nicht den vom Kind ausgesendeten Affekt wider, sondern einen anderen, der von der Bezugsperson als wünschenswerter oder notwendiger erachtet wird. So kann die kindliche Lebensäußerung der Freude als Aggressivität missdeutet und sanktioniert werden, Ruhe als Langeweile fehlinterpretiert werden oder Angst zur Leistungsverweigerung uminterpretiert werden. Solche nichtkontingenten Spiegelungen kindlicher Bedürfnisse können zur Entwicklung eines falschen Selbst Anlass geben (Fonagy et al. 2002).

Bindung

Ein weiterer empirischer Erfahrungsbereich, der eng mit psychodynamischem Denken verbunden ist, ist die Bindungsforschung. Diese hat seit den bahnbrechenden Arbeiten von Bowlby (1969a, 1969b, 1973, 1988) und Ainsworth (1978) eine Fülle von Einsichten in das Eltern-Kind-Verhältnis ermöglicht und eine empirische Basis zur Diagnostik von wichtigen Beziehungen geliefert. Bindung kennzeichnet das basale Vertrauen in eine Bezugsperson. Drei Aspekte spielen hierbei eine besondere Rolle: das Suchen und Bewahren von Nähe, die Schaffung eines menschlichen Zufluchtsortes, der Schutz, Trost, Unterstützung und Sicherheit gibt, sowie schließlich die Bildung einer sicheren Basis für exploratives Verhalten. Bindung kennzeichnet nicht eine Eigenschaft des Einzelnen, sondern eine zwischenmenschliche Qualität. Eine Fülle von empirischen Untersuchungen zeigten, dass das Bindungssystem ein sensibler Indikator für misslingende Passung zwischen Kind und Umwelt, für eine gestörte Wechselwirkung zwischen Kind und Bezugsperson darstellen kann. So zeigt sich, dass unsichere oder desorganisierte Bindungen einen Risikofaktor für psychische Auffälligkeiten im späteren Kindesalter darstellen können. Das Kind in der sicheren Bindung ist zwar nicht vor etwaigen Problemen der eigenen Vulnerabilität gefeit, unsichere oder desorganisierte Bindungsmuster jedoch, die eine solche gestörte Passung signalisieren, können sowohl emotionale wie expansive Auffälligkeiten nach sich ziehen. Desorganisierte Bindungsmuster haben das größte Risiko, später einmal mit Verhaltensauffälligkeiten vergesellschaftet zu sein (Übersichtsarbeit bei Greenberg 1999; s. a. Hill 2002).

Gedächtnis

Eine Therapieschule, die die biografische Gewordenheit des Menschen betont, muss sich mit der Frage der Gedächtnisspeicherung in besonderer Weise auseinander setzen. Neuere Ergebnisse der Gedächtnisforschung zeigen, dass das Konzept des Unbewussten kein phantasmatisches Konstrukt, sondern eine empirische Erkenntnis ist. Aus gedächtnispsychologischer Sicht besteht das Unbewusste aus Objektwahrnehmungen, die vom Subjekt zwar als affektiv bedeutsam bewertet, aber durch verschiedene Modifikationsprozesse der bewussten Repräsentation nicht oder nur bedingt explizit gemacht werden können. Es handelt sich dabei entweder um mentale Modelle, wie sie beispielsweise in der frühen Entwicklung des Kindes vor der Zeit der Entwicklung des autobiografischen Gedächtnisses gespeichert wurden – und daher als implizite Gedächtnisspur vorhanden sind. Es handelt sich dabei um Ergebnisse eines Low-Tension-Learning (Dornes 1998). Täglich werden Erfahrungsfolien übereinander gelegt. Es kommt zu einem Speichern invarianter Rhythmen im alltäglichen Erfahrungsschatz. Das Bekannte, das Vorhersehbare, die Rhythmen der Interaktion werden auf diese Weise in mentalen Modellen gespeichert, wobei implizite Gedächtnisspuren das Verhalten steuern, auch wenn wir uns bis ins Erwachsenenalter dieser inneren Gewichtungen nicht bewusst sein müssen. Früh angelegte mentale Modelle können später der Selbstreflexion zwar zugänglich gemacht werden. Es bleiben jedoch implizite Verhaltensbereitschaften bestehen, die nicht in aller Form explizit und bewusst sind (s. a. Siegel 1999, 2001; Stern 1983, 1985).

Demgegenüber werden extrem belastende Erfahrungen im Sinne eines High-Tension-Learning durch Dissoziationsprozesse ebenso in besonderer Weise im Gedächtnis festgehalten. Während jene Inhalte, die affektiv bedeutsam sind, also starke Gefühle hervorrufen, besonders gut im expliziten Gedächtnis gespeichert werden, kommt es bei extremen traumatischen Reaktionen zu dissoziativen Prozessen, die die Gedächtnisspeicherung im expliziten System beeinträchtigen können. Es gibt Hinweise, dass der Hippokampus über spezifische Rezeptoren durch erhöhte Kortisolspiegel in Stresssituationen in seiner Leistungsfähigkeit beeinflusst wird. Es besteht die Vorstellung, dass in traumatischen Stresssituationen die persönlichen Erfahrungen als explizite Spur nicht im Sinne eines dem autobiografischen Gedächtnis zugeordneten Bildes wieder abrufbar werden, sondern dass es zu einer Beeinträchtigung der Speicherung kommt. Im Extremfall kann sogar die explizite Erinnerung komplett gelöscht werden, wobei nur noch die implizite Gedächtniserfahrung erhalten bleibt. Durch solche Störungsprozesse wird der Zusammenhang zwischen implizitem Emotionsgedächtnis (Amygdala) und explizitem Erfahrungsgedächtnis (Hippokampus) aufgehoben, sodass Gedächtnisinhalte und Gefühl nicht mehr zusammenhängen.

Eine weitere Form mangelnder Bewusstheit zerebraler Aktivitäten ist das so genannte Außerbewusste. Es handelt sich dabei um Prozeduren der Informationsverarbeitung, die notwendigerweise ablaufen müssen, aber im Sinne einer Hardwarefunktion des Gehirns nicht bewusst werden können. Es gibt also neuronale Voraussetzungen unseres aktiven Lebens, die grundsätzlich nicht bewusstseinsfähig sind. In diesem Zusammenhang ist die prinzipielle Einschränkung zu betonen, dass der Reflexionsvorgang des Bewusstseins niemals sich selbst zur Gänze zum Inhalt machen kann, dass also das Bewusstsein immer nur Teile des repräsentativen Gesamtsystems in den Fokus nehmen kann.

Selbstsystem

Die Konstruktion der Person als Subjekt, das sich selbst zum Inhalt der Betrachtung macht, ist seit dem frühen Persönlichkeitsmodell der Psychoanalyse durch eine Fülle empirisch überprüfbarer Konzeptionen zum Selbst weiterentwickelt worden. In dem Modell, das nach Damon und Hart (1982) entwickelt wurde, kann ein subjektives Selbst als unmittelbare Ich-Erfahrung – die in selbstreflexiver Weise mentale Modelle der eigenen Person in den Fokus nimmt – von einem definitorischen Selbst, das als explizite mehrdimensionale Gedächtniserfahrung der eigenen Person konzipiert ist, unterschieden werden (Resch 2001).

Selbstkonzept

Das subjektive Selbst als unmittelbare Erlebnisinstanz stellt ein implizites mentales Modell dar, das sich als Handlungs- und Entscheidungsinstanz bereits im ersten Lebensjahr entwickelt (Siegel 1999). Informationsverarbeitung, Motive und Aktionen sind die zentralen Anliegen. Das subjektive Selbst entspricht der Evidenz eines denkenden, fühlenden und handelnden Akteurs. Es ist eng an affektive Prozesse gebunden und entspricht einer unmittelbaren ganzheitlichen Ich-Erfahrung im Lebenskontext (Resch 2001). Das subjektive Selbst bildet die Grundlage der personalen Abgrenzung von anderen und enthält die Erfahrungen der Selbstbestimmtheit in Wollen und Handeln sowie die Erfahrungen der Konsistenz über unterschiedliche Gefühlslagen hinweg. Die selbstreflexive Bestätigung der ganzheitlichen Erfahrung führt zum Gefühl der Identität (Resch et al. 1999).

Das definitorische Selbst speist sich aus dem autobiografischen Gedächtnis und ist das Ergebnis einer differenzierten objektivierenden Selbsterkenntnis. Das Selbst wird dabei zum Ausgangspunkt einer expliziten Selbstbetrachtung, die über die unmittelbare ganzheitliche Ich-Erfahrung hinausgeht. Das definitorische Selbst stellt die Gesamtheit der affektiv-kognitiven Informationen über das Selbst dar, die in Form von kategorialen Wissensbeständen existieren. Unterschieden werden das Körperselbst, das handelnde Selbst, das soziale Selbst und das psychologische (oder spirituelle) Selbst. Während das Körperselbst alle Attribute des Körpers und die Gefühlserfahrungen im Zusammenhang mit diesem repräsentiert, stellt das handelnde Selbst die Repräsentanz des aktiven Menschen, seiner Fertigkeiten, Fähigkeiten und Tätigkeiten dar. Das soziale Selbst entwickelt sich aus den Erfahrungen im interaktiven Kontext: Es wird durch Bindungsfaktoren, soziales Echo – und damit die Erfahrungen der Akzeptanz oder Ablehnung – geprägt. Im psychologischen (oder spirituellen) Selbst finden wir jene emotional getragenen Bilder, Werte, Sinnstrukturen, Präferenzen, Wünsche und Fantasien, die die Grundlage motivationaler Prozesse bilden. Das spirituelle Selbst bildet die Quelle an Erfahrungen und Aktivitäten, die den Menschen Kreativität, Tiefe und Würde verleihen (Resch 2001).

Das Selbst ist eine sich zwingend aus der neuronalen Struktur ergebende Entscheidungsinstanz. Es umfasst ein affektiv-kognitiv gegliedertes Erlebnissystem sowie das Handlungsrepertoire, das sich aus genetischen Bereitschaften entwickelt und in Wechselwirkung mit wichtigen Bezugspersonen zum Ausdruck kommt. Wesentliche Aspekte der Erlebnisverarbeitung werden nicht durch ein genetisch vorgegebenes Temperament bedingt, sondern auch durch Mechanismen der Gefühlssteuerung, der sozialen Referenzierung und der Affektspiegelung mit wichtigen Bezugspersonen beeinflusst. Das Selbst – als erlebendes und handelndes Subjekt im Hier und Jetzt – ist die Resultante aller bisherigen Wechselwirkungen früherer Strukturen mit der Umwelt. So gesehen ist das Selbst eine biografisch gewachsene Struktur mit genetischen und sozio-emotionalen Determinanten. Das subjektive Erleben und Handeln hat einerseits wieder Rückwirkung auf das soziale Umfeld, mit dem es in Wechselwirkung tritt. Andererseits ist anzunehmen, dass subjektives Erleben und Handeln über die Aktivierung bestimmter neuronaler Netzwerke möglicherweise bis in die Expression genetischer Bereitschaften Auswirkungen zeigt. Nicht was wir erleben, sondern wie wir erleben aktiviert unsere neuronalen Strukturen, wobei diese Aktivitätsmuster wiederum Auswirkungen auf unterschiedliche Genexpression besitzen können. Unter diesen Voraussetzungen würde das erlebende und handelnde Subjekt eine Mediatorfunktion zwischen Genotyp und Phänotyp einnehmen. Die genetischen Bereitschaften realisieren sich im neuronalen Bereich in den subjektiven Wirklichkeiten. Je nachdem, wie wir selbst unser Leben gestalten, werden unsere genetischen Bereitschaften freigesetzt, zur Ausprägung gebracht oder nicht. Diese Idee harrt einer empirischen Überprüfung.

Psychotherapieforschung

Aus der empirischen Psychotherapieforschung werden Forderungen abgeleitet, die von einer empiriegestützten Behandlungsform erfüllt werden müssen. Die Stufen zur Entwicklung einer Behandlungsform (n. Kazdin 2003) sind:

- empiriegestützte Modelle zu klinischen Störungen,
- Verständnis der Veränderungsprozesse und Behandlungsmechanismen,
- Spezifizierung der Behandlung (Manuale),
- Outcome-Studien,
- Moderatorvariablen,
- Generalisierung und Anwendungsbreite.

Peter Fonagy hat mit seinem Research Committee of the International Psychoanalytical Association einen »Open-Door-Review of Outcome-Studies in Psychoanalysis« durchgeführt. Es handelt sich dabei um 14 naturalistische Studien und 13 Follow-up-Studien, acht experimentelle Studien, 17 Prozessstudien und zwölf Process-Outcome-Studien. In der Zusammenfassung der Ergebnisse kommt der Open-Door-Review zur Erkenntnis, dass man vorsichtig optimistisch sein kann, dass psychoanalytische Therapien auch auf Evidenzbasis begründbar sein können. Auf das Ergebnis einer psychodynamisch orientierten Behandlung wirken sich nicht nur die spezifischen Effekte des Behandlungsprogramms aus. Einfluss nehmen müssen sowohl die Therapeuteneffekte – das heißt die Beziehungsgestaltung und emotionale Rahmengebung durch den Therapeuten selbst – als auch Unterschiede der Patienten, die ja nicht nur mit dem Leitsymptom, sondern mit je individuellen Symptomkonstellationen zur Behandlung kommen. Eine entwicklungsorientierte Psychotherapie beruht auf vier theoretischen Säulen. Sie braucht eine *Entwicklungstheorie*, die über die Stadientheorie der Libido hinaus eine empiriegestützte Theorie der Entwicklung des Kindes enthält. Eine weitere Säule ist die *Persönlichkeitstheorie*, die in der Lage ist, das klassische Instanzenmodell mit modernen Begriffen der Selbstpsychologie und der Persönlichkeitstheorie in Einklang zu bringen. Die dritte Säule ist eine Theorie der *Affektregulation*, der Erlebnisbewältigung, die mit Coping- und Abwehrkonzepten in Einklang zu bringen ist. Die vierte Säule wird durch eine *Interaktionstheorie* gebildet, die über den verbalen Austausch hinaus auch nonverbale Mechanismen der zwischenmenschlichen Beeinflussung zwischen Therapeut und Patient fassbar machen kann.

Ziel ist es, nicht nur das Theoriegebäude explizit zu machen und die Interventionstechniken als lehr- und lernbare Handlungsinstruktionen an zukünftige Therapeuten weiterzugeben. Es gilt auch, bestimmte Formen der Selbsteinsicht, der Vorsicht und Selbstkritik, aber auch des grundsätzlichen Menschenbilds zu vermitteln, das eine bestimmte Therapieschule vertritt. Die psychodynamischen Therapieschulen legen zwar auch Wert auf eine zunehmende Transparenz und Operationalisierung ihrer Instrumentarien – so hat die Arbeitsgruppe zur Operationalisierung psychodynamischer Diagnostik im Kindes- und Jugendalter ihr entsprechendes Manual zu Beziehungseinschätzung, zur Einschätzung innerer Konflikte, zur Beurteilung der psychischen Struktur und zu Krankheitserleben und Behandlungsvoraussetzungen im Herbst 2003 veröffentlicht –, Psychodynamik kann aber in der Standardisierung und Operationalisierung nicht stehen bleiben. Ihr Ziel muss die je spezifische *Individualisierung des Therapieangebots* sein, um dem Patienten in seiner Einzigartigkeit und Besonderheit gerecht werden zu können. Die klinische Symptomatik kann nur als Anhaltspunkt für eine vertiefende Diagnostik dienen. Auch wenn die Symptome operational beschrieben und klassifikatorisch erfasst werden, sodass eine nosologische Zuordnung gelingt, kann der diagnostische Prozess hier nicht stehen bleiben. Für die weitere Therapieplanung sind ergänzende Aspekte von spezieller Bedeutung: Familiendiagnostische Überlegungen, weiterführende somatische diagnostische Maßnahmen und psychologische Testverfahren sind dabei ebenso zu nennen wie die Erfassung von Risikoverhaltensweisen und eine vertiefende entwicklungspsychopathologische und psychodynamische Diagnostik. Das Symptom soll nicht nur unter kausal genetischen Gesichtspunkten in seinem »Woher?« erfasst werden, sondern unter finalen Gesichtspunkten mit Bezug zum sozialen Kontext und unter Berücksichtigung der Auswirkungen auf die Umgebung interpretiert werden. Die Funktionalität des Symptoms im sozialen Umfeld und mögliche, das Symptom aufrechterhaltende Mechanismen intraindividuell wie interindividuell müssen erfasst werden. Der diagnostische Prozess oszilliert also zwischen den Polen der Objektivierung, Ordnung und Klassifikation einerseits und dem interpretierenden einfühlenden Verstehen andererseits. Alle psychodynamischen Denkansätze gehen von folgender Grundüberlegung aus: Wenn wir die Innenseite kindlichen Verhaltens nicht zu entschlüsseln vermögen und wir es nicht in seinem persönlichen Erleben und Leiden erkennen – bleibt uns das Kind bei allem Wissen um Risikofaktoren, Entwicklungsstörungen und zerebralen Mechanismen fremd. Psychotherapie unter psychodynamischen Gesichtspunkten will nicht nur Risikofaktoren und Verhaltensweisen ändern, sondern das Kind zu grundsätzlichen Veränderungen in seiner Weltsicht veranlassen. Als Therapeuten müssen wir uns um eine Perspektivenübernahme bemühen und versuchen, unser objektivierbares Wissen so weit zu dem persönlichen Erleben des Kindes in Beziehung zu setzen, dass wir in der Lage sind, es nicht nur kognitiv, sondern auch emotional zu erreichen.

Literatur

Ainsworth, M. D. S.; Blehar, M. C.; Waters, E.; Wall, S. (1978): Patterns of Attachment: A Psychological Study of the Strange Situation. Hillsdale, NJ.

Bowlby, J. (1969a): Attachment. New York.

Bowlby, J. (1969b): Attachment and Loss. Bd. 1: Attachment. New York.

Bowlby, J. (1973): Separation Anxiety and Anger. New York.

Bowlby, J. (1988): Developmental psychiatry comes of age. Am. J. Psychiatry 145: 1–10.

Damasio, A. R. (2000): Ich fühle also bin ich. Die Entschlüsselung des Bewusstseins. München.

Damon, W.; Hart, D. (1982): The development of self-understanding from infancy through adolescence. Child Dev. 52: 841–864.

Dornes, M. (1998): Der kompetente Säugling. Die präverbale Entwicklung des Menschen. Geist und Psyche. Frankfurt a. M.

Fonagy, P.; Gergely, G.; Jurist, E. L.; Target, M. (2002): Affect Regulation, Mentalization, and the Development of the Self. New York.

Greenberg, M. T. (1999): Attachment and Psychopathology in Childhood. In: Cassidy, J.; Shaver, P. R. (Hg.), Handbook of Attachment. New York/London, S. 469–496.

Hill, J. (2002): Biological, psychological and social processes in the conduct disorders. J. Child Psychol. Psychiatry. 43: 133–164.

Kandel, E. R. (1999): Biology and the future of psychoanalysis: a new intellectual framework for psychiatry revisited. Am. J. Psychiatry 156: 505–524.

Kazdin, A. E. (2003): Psychotherapy for children and adolescents. Ann. Rev. Psychol. 54: 253–276.

Krause, R. (1998): Allgemeine psychoanalytische Krankheitslehre. Bd. 2: Modelle. Stuttgart.

LeDoux, J. E.; Muller, J. (1997): Emotional memory and psychopathology. Philos. Trans. R. Soc. Lond. B. Biol. Sci. 352: 1719–1726.

Resch, F. (2001): Selbstentfremdung: Entwicklungsstörung oder Selbstfürsorge? Beiträge zur Individualpsychologie 26: 99–116.

Resch, F.; Parzer, P.; Brunner, M.; Haffner, J.; Koch, E.; Oelkers, R.; Schuch, B.; Strehlow, U. (1999): Entwicklungspsychopathologie des Kindes- und Jugendalters. Ein Lehrbuch. 2. Aufl. Weinheim.

Siegel, D. J. (1999): The Developing Mind. Toward a Neurobiology of Interpersonal Experience. New York/London.

Siegel, D. J. (2001): Memory: an overview, with emphasis on developmental, interpersonal, and neurobiological aspects. J. Am. Acad. Child Adolesc. Psychiatry 40: 997–1011.

Stern, D. (1983): The early development of schemas of self, other and self with other. In: Lichtenberg, J. D.; Kaplan, S. (Hg.), Reflections on Self Psychology. Hillsdale, NY, S. 49–84.

Stern, D. N. (1985): The Interpersonal World of the Infant. New York.

Fritz Mattejat

Perspektiven einer entwicklungsorientierten Psychotherapie

Eine entwicklungsorientierte Psychotherapie ist bisher noch nicht ausgeführt; sie ist vielmehr als programmatische Zielvorstellung zu verstehen, die allerdings von einem breiten Konsens getragen wird. Ausgangspunkt ist die Entwicklungspsychopathologie, die in den letzten Jahren eine Fülle von Wissen angesammelt hat, das in der Therapie genutzt werden sollte. Als erste Annäherung kann die folgende Definition zugrunde gelegt werden:

- Unter dem Begriff »Entwicklungsorientierte Psychotherapie« werden alle therapeutischen Konzepte und Verfahren zusammengefasst, die sich explizit an der Entwicklungspsychopathologie beziehungsweise an der klinischen Entwicklungspsychologie orientieren.

Autoren, die das Konzept einer entwicklungsorientierten Therapie in diesem Sinne vertreten, sind beispielsweise Remschmidt (1988a, 1988b, 1989, 1992), Warnke (1993, 1997, 1999a, 1999b; Warnke et al. 1998), Resch (1998, 1999), Sroufe und Rutter (1984), Kusch und Petermann (1996), Schmidtchen (2001), Knölker et al. (2003) und Oerter (1999).

Aus unserer Definition ergibt sich, dass die entwicklungsorientierte Therapie weder eine neuartige therapeutische Methode noch eine neue therapeutische Schule ist; sie stellt vielmehr eine bestimmte Akzentsetzung dar. Entwicklungsorientierte Therapie ist darüber hinaus nicht auf eine vorgegebene therapeutische Tradition verpflichtet, sie knüpft vielmehr am aktuellen Stand der konzeptuellen, methodischen und empirischen Entwicklungen im Bereich der Psychotherapie an, die sich von den traditionellen psychotherapeutischen Schulrichtungen gelöst haben: »Die Pflege und das Festhalten an Therapieschulen ist prinzipiell unvereinbar mit einem professionellen Selbstverständnis ...« (Grawe et al. 1994, S. 747). Ausgangspunkt für eine entwicklungsorientierte Psychotherapie sind generische Therapiekonzepte und störungsspezifische Behandlungsmodelle.

Typische Beispiele für *generische Therapiekonzepte* sind das »Generic model of psychotherapy« (Orlinsky u. Howard 1986; Orlinsky et al. 1994) und das »transtheoretische Phasenmodell« der Veränderung (Prochaska et al. 1994, 1996). Im deutschen Sprachraum wurde das Konzept der »Allgemeinen Psychotherapie« (Grawe et al. 1994) bekannt. Generische Konzepte sind multifaktoriell und multimodal orientiert, das heißt, verschiedene Interventionsebenen (bio-psycho-soziales Modell) werden berücksichtigt und die ganze Bandbreite der als wirksam erwiesenen Methoden (die aus unterschiedlichen Therapietraditionen stammen können) wird genutzt. Im Zentrum der Betrachtung stehen Einflussfaktoren auf die Behandlung, Wirkfaktoren der Therapie, die Analyse von Therapiephasen und die Suche nach effektiven Strategien der Verhaltensänderung; die Theorienbildung ist empirisch geleitet.

Bei den *störungsspezifischen Behandlungskonzepten* werden häufig Behandlungskomponenten miteinander kombiniert, die ursprünglich aus unterschiedlichen psychotherapeutischen Traditionen und Entwicklungslinien stammen. Dabei spielen allerdings kognitiv-behaviorale Methoden wegen ihrer hohen Wirksamkeit eine herausragende Rolle. Die Behandlungsprogramme sind häufig standardisiert und manualisiert und enthalten häufig eine explizite Qualitätssicherung. Im letzten Jahrzehnt wurden Behandlungsleitlinien und -programme für die meisten kinder- und jugendpsychiatrischen Störungsbilder entwickelt. Die »American Academy of Child and Adolescent Psychiatry (AACAP)« hat dabei Pionierarbeit geleistet und ab 1997 »Practice Parameters« veröffentlicht. Eine Übersicht mit Literaturangaben hierzu findet sich im Internet (American Academy of Child and Adolescent Psychiatry 2002). Vergleichbare Praxisleitlinien für kinder- und jugendpsychiatrische Störungen sind auch in deutscher Sprache verfügbar (Deutsche Gesellschaft für Kinder- und Jugendpsychiatrie 2000, 2003).

Generische Therapiekonzepte und störungsspezifische Behandlungsmodelle stehen in einem Ergänzungsverhältnis: Generische Konzepte gehen von der Therapie aus und identifizieren wirksame Behandlungskomponenten. Störungsspezifische Konzepte gehen von einer Störung aus und kombinieren wirksame Methoden zu einem Behandlungsprogramm. Beide sind empirisch und pragmatisch orientiert, beide greifen auf das gesamte Spektrum der Behandlungsmethoden zurück, mit dem Ziel, den Patienten die beste mögliche Behandlung zukommen zu lassen.

Zielsetzungen einer entwicklungsorientierten Psychotherapie

Das *zentrale Ziel* einer entwicklungsorientierten Therapie besteht darin, eine *normale Entwicklung zu fördern* und normale Entwicklungsverläufe wieder in Gang zu setzen. Die Therapie soll Kinder und Jugendliche wieder instand setzen, auf normale Entwicklungslinien einzuschwenken. Wenn man berücksichtigt, dass »normale Entwicklung« wesentlich als Selbstregulation zu begreifen ist, kann die besondere Akzentsetzung einer entwicklungsorientierten Therapie noch etwas genauer umschrieben werden: Ziel der Therapie besteht darin, die Anpassungsfähigkeit, die adaptive Flexibilität zu erhöhen (Brandtstädter u. Gräser 1999, S. 346). In analoger Weise sehen Kusch und Lavbouvie (1999) das Ziel der Entwicklungsförderung darin, die Selbstregulation des Kindes im Kontext seiner Familie zu fördern. Wir können somit definieren:

- Entwicklungsorientierte Therapie soll möglichst normale Entwicklungsverläufe wieder in Gang setzen und die Patienten in die Lage versetzen, anstehende Entwicklungsaufgaben zu meistern. Entwicklungsorientierte Therapie zielt darauf ab, Selbstregulation zu ermöglichen, das Verhalten im Sinne einer funktionalen Anpassung zu verbessern und Bewältigungsmöglichkeiten zu fördern.

Aufgrund dieser Zielbestimmungen sind die Kriterien für den Erfolg und die Qualität einer Behandlung nicht nur auf die Symptomreduktion begrenzt, sondern sehr viel weiter zu fassen (s. Tab. 1.).

Tab. 1: Kriterien für den Erfolg und die Qualität einer Behandlung bei Kindern und Jugendlichen mit psychischen Störungen

Kriterium	Operationale Beispiele
1. Gesundheits- und Entwicklungszustand	• Diagnosen auf den Achsen I bis IV des Multiaxialen Klassifikationsschemas (Remschmidt et al. 2001) • Psychopathologischer Status und Symptombelastung (Symptomscores) • Erfassung durch eine breite Palette von Verfahren: standardisierte Interview- und Fragebogenverfahren
2. Funktionsniveau, Kompetenz	• Achse VI des Multiaxialen Klassifikationsschemas (Remschmidt et al. 2001): allgemeine Einschätzung des Funktionsniveaus • Genauere Erfassung der Funktionsfähigkeit und der sozialen Kompetenz durch klinische Ratingverfahren und Fragebogenverfahren
3. Umfeldbedingungen (z. B. objektive Lebensbedingungen der Familie, Familienbeziehungen, Kontakte zu Gleichaltrigen, schulische Situation)	• Achse V und spezifische familien- und umfelddiagnostische Maße (z. B. Cierpka 1987, 1996)
4. Subjektive Lebensqualität im Hinblick auf die verschiedenen Lebensbereiche	• Erfassung der Lebensqualität (das heißt der subjektiven Einschätzung der eigenen Lebenssituation) durch Fragebogenverfahren und Interviewverfahren (vgl. Mattejat et al. 1998)
5. Zufriedenheit mit der Behandlung	• Erhebung durch Interview-, Fragebogen- und Ratingverfahren (Mattejat u. Remschmidt 1998)

Die Orientierung an der Entwicklungspsychopathologie führt schließlich dazu, dass die Prävention eine besondere Beachtung erhält und dass bei der Beurteilung von Therapie die Zeitperspektive insgesamt erweitert wird (Oerter 1999, S. 7). Die besondere Betonung der Prävention ergibt sich aus der Kenntnis von Entwicklungsverläufen und Vorformen von psychischen Störungen; diese Kenntnisse sprechen dafür, möglichst frühzeitig zu intervenieren. Je frühzeitiger die Intervention erfolgt, umso günstiger sind in der Regel die Erfolgsaussichten und umso geringer wird in der Regel der therapeutische Aufwand sein, um einen zufrieden stellenden Erfolg zu erzielen.

Die Abstimmung der Therapie auf den individuellen Fall

Wenn man die ganze Breite der wirksamen Methoden nutzen möchte – so wie dies in einer generischen Therapiekonzeption der Fall ist –, besteht die Gefahr, dass die verschiedenen Methoden relativ beliebig oder willkürlich eingesetzt werden. Dem kann durch eine stärkere Berücksichtigung der Indikations- und Planungsfragen begegnet werden: Die Kohärenz der Behandlung ergibt sich aus einer systematischen Therapieplanung (vgl. Beutler et al. 2000), in der die Methodenkombination auf den Einzelfall abgestimmt wird. Bei den störungsspezifischen Behandlungsprogrammen liegt eine gewisse Gefahr darin, dass sie zu starr angewandt werden (Vorgehen nach »Kochbuch«). Um diesen Gefahren zu begegnen, ist es notwendig, die Therapie sorgfältig auf den Einzelfall abzustimmen. Aus diesem Grund ist die individuelle Fallkonzeptualisierung, Indikationsstellung und Therapieplanung in generischen und störungsspezifischen Ansätzen besonders wichtig.

Verfügbare Therapiemanuale dürfen nicht schematisch angewandt werden. Die Verantwortung des Therapeuten besteht vielmehr darin, vorhandene störungsspezifische Therapiekonzepte und -manuale als Anregungen aufzugreifen und in fallspezifischer Weise zu modifizieren und zu ergänzen (vgl. Ambühl u. Grawe 1989). Dabei sind besonders die sozialen Umfeldbedingungen (Familie, Schule, Hintergrundkultur, ökonomische Bedingungen, soziale Rahmenbedingungen) des Patienten zu berücksichtigen. Darüber hinaus müssen psychotherapeutische Behandlungsmethoden immer so modifiziert und adaptiert werden, dass sie zum Alter und Entwicklungsstatus des Kindes passen. Weiterhin sind die Interventionen an den bisherigen Verlauf der psychischen Störung (zum Beispiel Chronifizierung) anzupassen und schließlich ist die Therapieplanung nicht nach der Anfangsdiagnostik ein für alle Mal festgelegt, vielmehr ist sie kontinuierlich fortzuschreiben und zu ergänzen. Im psychiatrischen und psychotherapeutischen Feld sind die Bestimmung der Zielsetzungen und der einzusetzenden Methoden immer nur vorläufig. Häufig sind zentrale Ziele bei Therapiebeginn überhaupt noch nicht erkennbar und kristallisieren sich erst mit dem Fortschritt der Behandlung heraus. Gerade erfolgreiche Therapien zeichnen sich dadurch aus, dass die Zielsetzung im Verlauf neu definiert werden kann. Bei der Therapieplanung stellt sich somit die Aufgabe, die Behandlung

- auf die Art und Ausprägung der psychischen Störung,
- das soziale Umfeld des Patienten,
- das Alter und den Entwicklungsstand des Patienten und
- den Verlauf der psychischen Störung der Therapie abzustimmen.

Wir können diese Überlegungen am Beispiel der *Abstimmung auf den Alters- und Entwicklungsstand* verdeutlichen. Im Vergleich zu einer Erwachsenentherapie haben wir bei der Behandlung von Kindern und Jugendlichen Besonderheiten zu berücksichtigen, die es notwendig machen, die Interventionen je nach Alter und den Entwicklungsstand des Patienten unterschiedlich zu gestalten.

Abhängigkeit des Kindes von den primären Bezugspersonen

Kinder und Jugendliche sind psychologisch, materiell und rechtlich von ihren Bezugspersonen abhängig und auf ihren Schutz, ihre Fürsorge und Zuwendung angewiesen. Bei erwachsenen Patienten können wir eine gewisse Selbstständigkeit und Eigenverantwortlichkeit unterstellen; und falls die Entscheidungsfähigkeit der Patienten beeinträchtigt ist, dann sollte ein vorrangiges Ziel der Therapie darin bestehen, dass die Patienten ihre Autonomie zurückgewinnen. Bei Kindern und Jugendlichen dagegen können wir keine Autonomie unterstellen. Sehr viel stärker als im Erwachsenenbereich muss die Problemanalyse und die Therapie deshalb gleichermaßen den Patienten wie auch sein Umfeld und besonders seine primären Bezugspersonen mit einbeziehen. Die enge Verzahnung zwischen individuellem und interpersonell-sozialen Bereich wird umso offensichtlicher, je jünger ein Kind ist. Bei Kleinkindern ist eine ausschließlich individuelle Therapie für das Kind ohne Beteiligung der Bezugspersonen kaum denkbar; auch noch im Grundschulalter ist eine ausschließlich auf den kindlichen Patienten zentrierte Therapie nur in Ausnahmefällen sinnvoll; erst im Jugendlichenalter kann es häufiger vorkommen, dass die Bezugspersonen des Jugendlichen in der Therapie keine bedeutsame Rolle mehr spielen (zum Beispiel bei relativ großer psychischer Distanz zwischen Eltern und Kind; bei Fremdunterbringung).

Therapienachfrage und -motivation

Je jünger ein Kind ist, umso weniger kann es die Hilfsmöglichkeiten übersehen und umso weniger kann es Therapieentscheidungen treffen. Der Wunsch nach einer Behandlung geht in der Mehrheit der Fälle zunächst von den Eltern aus. Es kommt sehr selten vor, dass Kinder von sich aus um eine Psychotherapie nachsuchen; wenn dies der Fall sein sollte, dann ist es in der Regel ein Hinweis auf eine schwere Störung im Eltern-Kind-Verhältnis. Der Behandlungsvertrag wird somit primär mit den Eltern geschlossen – selbstverständlich ist darauf zu achten, dass die Kinder und Jugendlichen entsprechend ihrem Entwicklungsstand in die Entscheidungsfindung mit einbezogen werden.

Krankheitsverständnis

Die Entscheidung für konkrete therapeutische Interventionen können dann als sinnvolle und zielgerichtete Handlungen verstanden werden, wenn sie auf ein Krankheits- oder Störungskonzept bezogen werden können. In der therapeutischen Arbeit mit Erwachsenen ist die Erarbeitung eines Störungskonzeptes deshalb ein wichtiger Schritt am Beginn der Therapie; je besser dies gelingt, umso bessere Erfolgschancen haben die weiteren Interventionen (Beispiel: Erarbeitung eines Störungskonzeptes bei Panikattacken). Bei Kindern und Jugendlichen ist dieses Vorgehen zu modifizieren, da sich die Möglichkeiten zu einem differenzierten Krankheits- und Störungsverständnis erst im Lauf der Entwicklung herausbilden (Dreher u. Dreher 1999). Das Vorgehen ist auf das altersspezifisch mögliche Störungsverständnis abzustimmen.

Die Bereitschaft und Fähigkeit zur verbalen Reflexion

Mit dem Krankheitsverständnis hängt auch zusammen, welche therapeutischen Verfahren für die Patienten akzeptabel, interessant und hilfreich sind. Kinder sind nicht bereit und nicht in der Lage, ihr Erleben und Verhalten in ähnlicher Weise zu thematisieren und zu reflektieren, wie dies Erwachsene in einem therapeutischen Prozess tun. Dies ist darauf zurückzuführen, dass Kinder (zum Teil aus guten Gründen) dazu tendieren, ihre Probleme als external verursacht und nicht als intrapsychisch bedingt zu betrachten und dass die Introspektionsfähigkeit bei Kindern und Jugendlichen eingeschränkt ist.

Die zeitliche Perspektive

Kinder und Jugendliche stehen ohnehin in einem Prozess, in dem sich fortlaufend neue aktuelle Entwicklungsaufgaben stellen. Längerfristige therapeutische Prozesse sind für sie nicht überschaubar; und die spontanen Entwicklungsveränderungen sind objektiv nicht geringer einzuschätzen als mögliche therapeutische Effekte. Im Vergleich zu Erwachsenenbehandlungen sind Kinder- und Jugendlichentherapien deshalb in der Regel *kurzfristiger* angelegt. Möglichst kurzfristige Therapien sind auch deshalb bei Kindern und Jugendlichen anzustreben, um negative oder ungünstige Therapieeffekte zu vermeiden: Zu einer Normalisierung der Entwicklung gehört auch, dass nicht mehr therapeutische Hilfe als notwendig gegeben wird.

Der Generationsunterschied zwischen Patient und Therapeut

Schließlich ist das Verhältnis zwischen Patient und Therapeut nicht nur durch die therapeutische Rollenverteilung, sondern mindestens ebenso stark durch den generationalen Unterschied geprägt. Durch das reale Generationsgefälle gewinnt die therapeutische Beziehung eine spezifische Qualität: So kann ein Therapeut primär als Person gesehen werden, die reale Orientierung vermittelt. Bei Jugendlichen kann gerade dies zu Konflikten führen, denn eine der wichtigsten Entwicklungsaufgaben von Jugendlichen besteht darin, gegenüber Erwachsenen mehr Autonomie zu gewinnen. Jugendlichen fällt es deshalb beispielsweise schwer, Zustände der Ratlosigkeit und Hilflosigkeit Erwachsenen gegenüber zuzugeben; in diesem Sinne widerspricht die Teilnahme an einer Therapie ihrer normalen Entwicklungstendenz (s. a. Seiffge-Krenke 1999). Mit Jugendlichen ist deshalb ein stabiles Behandlungsbündnis schwerer zu erreichen als mit Erwachsenen (auch: höhere Abbruchquote bei Jugendlichen). Aus demselben Grund kommt es wohl auch gerade im Jugendalter gehäuft vor, dass die Therapeuten von den Patienten abgewertet werden. Solche Verhaltensweisen sind bei Jugendlichen anders zu beurteilen als bei Erwachsenen.

Fremdsteuerung versus Selbststeuerung des Therapieprozesses

Mit dem Generationengefälle hängt eng ein weiteres Merkmal zusammen: In der Therapie mit Erwachsenen kann der Patient explizit den Therapieprozess mitsteuern; abgesehen von Ausnahmefällen (etwa psychotischen Zuständen) kann immer der Patient selbst befragt werden, in welcher Weise die Therapie weitergeführt werden soll. In Therapien mit Kindern und Jugendlichen muss der Therapeut häufig Therapieentscheidungen treffen, ohne sich auf explizite Angaben des Patienten stützen zu können. Vielmehr ist es seine Aufgabe, aus mehr oder weniger indirekten (beispielsweise nichtverbalen) Hinweisen Schlussfolgerungen darüber zu treffen, ob seine therapeutischen Interventionen für das Kind hilfreich sind. Der Therapieprozess ist dadurch weitaus mehr durch den Therapeuten gesteuert (Fremdsteuerung) als durch den Patienten (Selbststeuerung). Dies bedeutet im Vergleich zu Erwachsenentherapien eine zusätzliche Verantwortung des Therapeuten. Umso wichtiger ist eine besondere Sensibilität bei diesen Entscheidungen, die Fähigkeit zur Einfühlung in die kindliche Erlebniswelt und ein guter emotionaler Kontakt zum Kind.

Psychische Störung und Therapie als Entwicklungsprozesse

Unter der Entwicklungsperspektive werden die dynamischen und prozessualen Aspekte von psychischen Störungen in besonderer Weise akzentuiert; psychische Störungen werden verständlich als Prozesse, in denen sich pathologische Mechanismen mit Bewältigungsprozessen miteinander verschränken. In starker Vereinfachung kann dies folgendermaßen ausgedrückt werden: Kinder bieten ihren Eltern viele Probleme, die meisten werden von den Kindern und ihren Familien ohne äußere Hilfe und ohne professionelle Interventionen gelöst; auch die meisten psychischen Irritationen und Auffälligkeiten werden so bewältigt. Im klinischen Kontext lernen wir eine ganz bestimmte Problemart kennen, nämlich diejenigen Schwierigkeiten, bei denen die verfügbaren Bewältigungsversuche nicht weitergeholfen haben und gescheitert sind; wir haben es also nicht unbedingt mit besonders gravierenden Problemen »an sich« zu tun, sondern mit Konstellationen, in denen eine Disparität zwischen Problem und Bewältigungsmöglichkeiten besteht: Ein Anpassungsproblem oder eine psychische Auffälligkeit wird dann zum klinisch relevanten Problem, wenn die »normalen« Bewältigungsmöglichkeiten nicht mehr hinreichen, sondern die Probleme nur verschärfen und zusätzlich noch in weitere Schwierigkeiten hineinführen.

Das Bewusstsein hierüber tritt allerdings im »normalen« klinischen Ablauf allzu leicht in den Hintergrund: Vorrangiger sind andere Fragen, zum Beispiel, ob bei dem vorgestellten Kind oder Jugendlichen eine psychische Störung vorliegt und um welche Störung es sich dabei handelt. Das Ziel einer solchen Untersuchung besteht darin, zu einer

Diagnose zu gelangen, in der die Störung des Kindes festgestellt wird, und die Bedingungsfaktoren dieser Störung zu identifizieren. Durch solche durchaus notwendigen Prozeduren der »Feststellung« kann sehr leicht der Eindruck entstehen, als ob wir es bei der psychischen Störung mit einer statischen Entität zu tun hätten (Hypostasierung), wobei das Problem (Kind, psychische Störung, Lebensumstände, die Familie) und die mögliche Lösung (professionelle Behandlung) klar getrennt erscheinen: Das Kind (vielleicht auch die Familie) »hat etwas», nämlich das Problem oder eine psychische Störung, der Kliniker »hat« etwas ganz anderes, nämlich die Lösung. Wie Problem und Lösung zusammenkommen können, bleibt dabei etwas rätselhaft.

Im Gegensatz zu einer solchen Sichtweise betont die Entwicklungspsychopathologie, dass Störung und Bewältigungsversuche eng zusammengehören und gemeinsam das bilden, was als psychische Störung diagnostiziert wird. Wenn uns ein Kind vorgestellt wird, dann werden wir in einen laufenden, bisher misslungenen Bewältigungsprozess einbezogen. Im Verlauf dieses Prozesses hat sich die psychische Störung entwickelt und stabilisiert. Darüber hinaus haben sich eine ganze Reihe von weiteren Problemen ergeben; die klinische Vorstellung selbst ist ein Teil dieses bisher gescheiterten Prozesses. Wir können uns diese Situation in einem Bild veranschaulichen: Es sind gleichsam schon hundert Lösungsansätze unternommen worden, und wir sind nun Teil des hundertertsten Versuchs, die anstehenden Probleme zu lösen. In einer solchen Situation ist es nicht verwunderlich, wenn die Patienten und ihre Familien die klinische Vorstellung nicht gerade hoffnungsvoll erleben, sondern weitere Erlebnisse des Scheiterns befürchten.

Unsere Aufgabe besteht nun zunächst einmal darin, einen sinnvollen Anschluss an diese Entwicklung zu finden: Die Therapie kann nichts anderes sein als die Begleitung der ohnehin stattfindenden Bewältigungsversuche und die Teilnahme an diesen Bewältigungsversuchen, um diese umzugestalten zu können, mit dem Ziel, dem negativen Zirkelprozess der Abwertung, der in die psychische Störung geführt hat, umzukehren und einen alternativen positiven Aufwertungsprozess in Gang zu setzen, in dem die beteiligten Personen ihr Verhalten als adäquat, wirksam und erfolgreich erfahren können. Durch die entwicklungspsychopathologische Sichtweise wird somit die Entwicklung der psychischen Störung und der Therapieprozess in einen einheitlichen und kontinuierlichen Zusammenhang gestellt, Problem und Lösung sind auf derselben Entwicklungsachse zu finden: Die Therapie soll sich an den pathogenen Prozess anschließen, um ihm eine andere – nämlich positive – Richtung geben zu können.

Wenn diese mehr oder weniger gescheiterte Bewältigungsgeschichte nicht gebührend mitbedacht wird, hat es fast den Anschein, als ob die Geschichte des Patienten und seiner Familie erst mit der klinischen Vorstellung begänne. Im ungünstigen Fall vermitteln Kliniker genau diesen Eindruck. Wenn wir dagegen am jeweiligen Stand des Bewältigungsprozesses anknüpfen wollen, dann stellt sich die Frage, welche konkreten Ansatzpunkte sich für eine therapeutische Hilfestellung bieten. In Abhängigkeit von der Entwicklungsphase der psychischen Störung verändern sich die Wünsche und Interessen der Patienten und ihrer Eltern. Je länger die Störung bereits andauert, umso mehr stehen sekundäre und tertiäre Folgewirkungen im Blickpunkt, die erst »abgearbeitet« werden müssen, bevor wir uns mit den »eigentlichen« psychischen Problemen beschäftigen können (wenn diese dann überhaupt noch bestehen).

Wie die psychische Störung, so stellt auch die Psychotherapie einen Entwicklungsprozess dar, in dem sich gleichermaßen die individuellen Verhaltensweisen und die interpersonalen Beziehungen verändern. Der wesentliche Unterschied besteht darin, dass nun professionelles Personal (Psychotherapeuten, andere Professionen) an diesem Prozess beteiligt ist. Damit ist der Anspruch und die Hoffnung verbunden, dass dieser Prozess eine andere Richtung, nämlich eine positive Orientierung im Sinne einer Entwicklungsnormalisierung erhält. Dies geschieht in der Regel schrittweise, in Phasen, die aufeinander aufbauen; mit der schrittweisen Entwicklung der Therapie verändern sich auch die notwendigen Interventionen. Am Anfang steht die Diagnostik, die gegebenenfalls in eine Entscheidung für eine Therapie mündet. In der ersten Phase der Therapie geht es zunächst einmal darum, die Voraussetzungen dafür zu schaffen, dass therapeutisches Lernen stattfinden kann. Die wichtigsten Komponenten in dieser Phase sind die therapeutische Beziehungsgestaltung und die Aktivierung der individuellen und familiären Ressourcen zur Bewältigung der anstehenden Probleme. Unter günstigen Bedingungen, und wenn die Störungen noch

Tab. 2: Typische Ablaufstruktur von Psychotherapien (im Anschluss an Perrez u. Baumann 1998)

Phase mit Zielsetzungen	Aufgaben	Methoden/Interventionen
Diagnostische Phase • Diagnostik, Indikationsstellung und Therapieplanung, Beratung	• Diagnostische Abklärung • Indikationsstellung für den geeigneten Therapieansatz (z. B. Psychotherapie vs. Pharmakotherapie) • Gemeinsame Entscheidung über das weitere Vorgehen	• Anamnese, Exploration, Interview • Psychiatrische und psychologische Untersuchungen • Beratung mit Aufklärung über die Therapie
Erste Therapiephase • Entwicklung von günstigen Voraussetzungen für therapeutische Lernprozesse • Gestaltung der therapeutischen Beziehung / Aufbau einer förderlichen Zusammenarbeit • Ressourcen-Aktivierung / Förderung der Therapiemotivation	• Vermittlung eines Störungskonzeptes • Rollenstrukturierung (dem Patienten die Rolle als Patient erleichtern und erklären) • Entwicklung einer vertrauensvollen Beziehung • Bildung von positiven Veränderungserwartungen	• Informationsvermittlung • Klärung der therapeutischen Spielregeln • Verwirklichung der »Basisvariablen« Echtheit, Wertschätzung und Empathie • Ressourcen aktivierende Methoden (diagnostische und therapeutische »Basistechniken«)
Zweite Therapiephase • Anregung und Anleitung zu therapeutischen Lernprozessen • Veränderungen im kognitiv-emotionalen Bereich • Veränderungen im behavioralen Bereich	• Systematischer Aufbau von Kompetenzen zur konkreten Problemlösung (Verhaltenstherapie) • Restrukturierung des Selbstbilds (Klientzentrierte Psychotherapie) • Analyse und Erfahrung von Verhaltens- und Erlebensmotiven (tiefenpsychologische / psychoanalytische Therapie)	• Einsatz spezieller psychotherapeutischer Techniken mit Verlaufsbeobachtung und kontinuierlicher Anpassung der Methoden
Abschlussphase • Übertragung ins natürliche Milieu, Abschlussevaluation und Katamnese	• Stabilisierung und Generalisierung der Veränderungen • Psychodiagnostische Klärung der Therapiezielerreichung und formelle Beendigung der Behandlung • Längerfristige Verlaufskontrolle	• Maßnahmen zur Umsetzung im natürlichen Milieu (z. B. Beurlaubung mit Übungen); Veränderung der Kontaktdichte • Erfassung von Kriterienmaßen (z. B. Symptomatik; Therapiezufriedenheit; Goal Attainment Scaling); katamnestische Befragung

nicht chronifiziert sind, kann durch diese Interventionen eine grundlegende Veränderung erreicht werden, sodass die Patienten und ihre Familien bei der Lösung der anstehenden Probleme keine weitere Hilfe benötigen (Kurzzeittherapien; schnelle »Spontanremissionen«). Wenn dagegen die Störung und die mit ihr assoziierten Probleme chronifiziert sind oder wenn die sonstigen Bedingungen (individuelle Voraussetzungen, soziales Umfeld) ungünstig sind, dann kann schon diese erste Therapiephase sich schwierig und langwierig gestalten. Das Ziel der zweiten Therapiephase besteht dann darin, die notwendigen Veränderungen zu erreichen. In der Abschlussphase schließlich geht es darum, die erreichten Veränderungen in die natürliche Umgebung zu übertragen (Generalisierung). Aus entwicklungspsychopathologischer Perspektive wird dabei die längerfristige Stabilisierung besonders betont; dies bedeutet auch, dass die katamnestische Betreuung einen integralen Bestandteil der Therapie bilden sollte. In Tabelle 2 ist das skizzierte Phasenmodell der Psychotherapie schematisch dargestellt.

Die Entwicklung der wissenschaftlichen Psychotherapieforschung

Obwohl sich die moderne Psychotherapie seit ihrer Begründung durch Freud durch den Bezug auf ihre wissenschaftliche Grundlagen definiert, wurde die Wirksamkeit psychotherapeutischer Methoden lange Zeit nicht überprüft, sondern einfach unterstellt. Ein wichtiger Grund hierfür lag wohl in der Vorstellung, man könnte die Effektivität der Psychotherapie nicht mit experimentellen Methoden überprüfen. Heute dagegen besteht ein breiter Konsens, dass die Wirksamkeit der Psychotherapie in analoger Weise geprüft werden kann, wie die von medikamentösen Behandlungen oder von beliebigen anderen Interventionen. In der Tabelle 3 ist die Entwicklung der Psychotherapieforschung schematisch dargestellt.

Tab. 3: Leitthemen der Psychotherapieforschung mit ausgewählten Publikationen zur Thematik

vor 1955	**Vorempirisches Stadium** – Nur vereinzelt betriebene empirische Psychotherapie-Forschung
	Anstöße zu einer systematischen empirischen Psychotherapieforschung ➩ Eysenck (1952): The effects of psychotherapy. An evaluation. *Speziell zum Kindes- und Jugendalter* ➩ Levitt (1957): The results of psychotherapy with children.
1955–1995	**Forschung zur allgemeinen Wirksamkeit** – Ist Psychotherapie wirksam? – Welcher psychotherapeutische Ansatz ist wirksam?
	Ergebnisse der allgemeinen Wirksamkeitsforschung ➩ Smith u. Glass (1977): Meta-analysis of psychotherapy outcome studies. ➩ Smith, Glass u. Miller (1980): The benefits of psychotherapy. ➩ Grawe, Donati u. Bernauer (1994): Psychotherapie im Wandel. Von der Konfession zur Profession. *Speziell zum Kindes- und Jugendalter* ➩ Weisz u. Weiss (1993): The effects of psychotherapy with children and adolescents.
1980–heute	**Forschung zur störungsspezifischen Wirksamkeit** – Welche Methode hilft bei einer bestimmten Störung? – Mit welchen Behandlungsprogrammen (welche Komponenten?) können gegebene Störungen wirksam behandelt werden?
	Ergebnisse der störungsspezifischen Wirksamkeitsforschung ➩ Roth u. Fonagy (1996): What works for whom? *Speziell zum Kindes- und Jugendalter* ➩ Journal of Clinical Child Psychology (1998): Special issue on empirically supported psychosocial interventions for children. ➩ Carr (2000): What works with children and adolescents? ➩ Baving u. Schmidt (2001): Evaluierte Behandlungsansätze in der Kinder- und Jugendpsychiatrie. ➩ Remschmidt u. Mattejat (2001): Treatment evaluation in child and adolescent psychiatry.

Fortsetzung Tab. 3: Leitthemen der Psychotherapieforschung mit ausgewählten Publikationen zur Thematik (Fortsetzung)

Ausblick	**Forschung zur Optimierung der Therapiemethoden und ihrer Anwendung** – Verbesserung der Indikationsstellung und bessere Abstimmung auf den Einzelfall durch Differenzierung der Fragestellung und Analyse von Moderator-Variablen – Erhöhung der Wirksamkeit durch Prozessforschung und die Ermittlung von Mediator-Variablen – Forschung zur praktischen Anwendbarkeit von psychotherapeutischen Methoden (»Effectiveness-Forschung«) – Spezifische entwicklungsorientierte Forschung

Der aktuelle Stand der Psychotherapieforschung – bezogen auf den Kinder- und Jugendlichenbereich – kann wie folgt zusammengefasst werden:

- In den letzten beiden Jahrzehnten können wir einen erheblichen Zuwachs an Studien zur Psychotherapie im Kindes- und Jugendalter verzeichnen.
- Die Qualität der durchgeführten Studien verbesserte sich in den letzten Jahren erheblich; hohe methodologische Standards (Nutzung von Manualen, Überprüfung der klinischen Signifikanz von Veränderungen, Follow-up-Untersuchungen) haben sich durchgesetzt.
- Diese Studien haben gezeigt, dass Psychotherapie mit Kindern und Jugendlichen im Allgemeinen effektiv ist; die Effektstärke (verglichen mit keiner Behandlung/Placebo) ist relativ hoch und liegt in einem ähnlichen Bereich wie Erwachsenentherapien (.7 bis .8). Kognitiv-behaviorale Methoden erreichen im Durchschnitt höhere Effektstärken (.7 bis 1.0) als nichtbehaviorale Methoden (.2 bis .5).
- Im letzten Jahrzehnt wurde die allgemeine Frage nach der Effektivität von Psychotherapie von der störungsspezifischen Frage abgelöst: »Welche Störung kann mit welcher Intervention beziehungsweise mit welchem Behandlungsprogramm wirksam behandelt werden?« Die störungsspezifische Fragestellung (»What works for whom«) hat mittlerweile für eine Reihe von Störungsbildern bei Kindern und Jugendlichen Behandlungen identifiziert, die empirisch gut validiert sind und deshalb als »evidenzbasiert« einzustufen sind.

Auf der Grundlage der bisher gewonnenen Erkenntnisse ist es schließlich möglich, die Schwachpunkte der heute praktizierten und überprüften Konzepte zu identifizieren und anzugeben, wo Verbesserungsbedarf besteht und welche Aspekte die zukünftige Forschung betonen sollte (s. Tab. 3). Durch die besondere Betonung der Entwicklungsperspektive wird eine ganze Reihe von Fragestellungen angeregt, die sicherlich die zukünftige Forschung beschäftigen werden. Hierzu zählen die folgenden Fragen:

- Wie können »natürliche« Entwicklungs- und Bewältigungsprozesse durch professionelle Interventionen gestärkt werden?
- Präventionsforschung: Durch welche Modelle/Programme können psychische Erkrankungen verhindert oder verringert werden?
- Rehabilitationsforschung: Wie können negative Auswirkungen von psychischen Erkrankungen abgemildert werden?

Literatur

Ambühl, H.; Grawe, K. (1989): Psychotherapeutisches Handeln als Verwirklichung therapeutischer Heuristiken. Psychother. med. Psychol. 39: 1–10.

American Academy of Child and Adolescent Psychiatry (Hg.) (2002): Practice Parameters. http://www.aacap.org/clinical/parameters.htm#TOP (29.01.2002).

Baving, L.; Schmidt, M. H. (2001): Evaluierte Behandlungsansätze in der Kinder- und Jugendpsychiatrie. Zeitschrift für Kinder- und Jugendpsychiatrie und Psychotherapie 29: 189–205 (Teil I), 206–220 (Teil II).

Beutler, L. E.; Clarkin, J. F.; Bongar, B. (2000): Guidelines for Systematic Treating the Depressed Patient. New York.

Brandstädter, J.; Gräser, H. (1999): Entwicklungsorientierte Beratung. In: Oerter, R.; von Hagen, C.; Röper, G.; Noam, G. (Hg.), Klinische Entwicklungspsychologie – Ein Lehrbuch. Weinheim, S. 335–350.

Carr, A. (Hg.) (2000): What Works with Children and Adolescents? A critical review of psychological interventions with children, adolescents and their families. London/New York.

Cierpka, M. (Hg.) (1987): Familiendiagnostik. Heidelberg.

Cierpka, M. (Hg.) (1996): Handbuch der Familiendiagnostik. Berlin.

Deutsche Gesellschaft für Kinder- und Jugendpsychiatrie und Psychotherapie, Bundesarbeitsgemeinschaft leitender Klinikärzte für Kinder- und Jugendpsychiatrie und Psychotherapie und Berufsverband der Ärzte für Kinder- und Jugendpsychiatrie und Psychotherapie (Hg.) (2000): Leitlinien zur Diagnostik und Therapie von psychischen Störungen im Säuglings-, Kindes- und Jugendalter. Köln.

Dreher, E.; Dreher, M. (1999): Konzepte von Krankheit und Gesundheit in Kindheit, Jugend und Alter. In: Oerter, R.; von Hagen, C.; Röper, G.; Noam, G. (Hg.), Klinische Entwicklungspsychologie – Ein Lehrbuch. Weinheim, S. 623–653.

Eysenck, H. (1952): The effects of psychotherapy: An evaluation. Journal of Consulting Psychology 16: 319–324.

Grawe, K. (1994): Was sind die wirklich wirksamen Ingredienzien der Psychotherapie? Einführungsreferat von Prof. Dr. Klaus Grawe auf dem Psychotherapiekongreß 1994 in Hamburg. http://www.psychotherapie.org/Klaus/ref-grawe.html

Grawe, K.; Donati, R.; Bernauer, F. (1994): Psychotherapie im Wandel. Von der Konfession zur Profession. 3. Aufl. Göttingen.

Journal of Clinical Child Psychology (1998): Special issue on empirically supported psychsocial interventions for children.

Knölker, U.; Mattejat, F.; Schulte-Markwort, M. (2003): Kinder- und Jugendpsychiatrie systematisch. Bremen.

Kusch, M.; Labouvie, H. (1999): Evaluation von Entwicklungsprogrammen. In: Oerter, R.; von Hagen, C.; Röper, G.; Noam, G. (Hg.), Klinische Entwicklungspsychologie – Ein Lehrbuch. Weinheim, S. 577–605.

Kusch, M.; Petermann, F. (1996): Konzepte und Ergebnisse der Entwicklungspsychopathologie. In: Petermann F (Hg.), Lehrbuch der Klinischen Kinderpsychologie. Göttingen, S. 53–94.

Levitt, E. (1957): The results of psychotherapy with children: An evaluation. Journal of Consulting Psychology 21: 1189–196.

Mattejat, F.; Jungmann, J.; Meusers, M.; Moik, C.; Nölk, P.; Schaff, C.; Schmidt, M. H.; Scholz, M.; Remschmidt, H. (1998): Das Inventar zur Erfassung der Lebensqualität bei Kindern und Jugendlichen (ILK) – Eine Pilotstudie. Zeitschrift für Kinder- und Jugendpsychiatrie 26: 174–182.

Mattejat, F.; Remschmidt, H. (1998): Fragebogen zur Beurteilung der Behandlung (FBB). Göttingen.

Oerter, R. (1999): Einleitung – Klinische Entwicklungspsychologie: Zur notwendigen Integration zweier Fächer. In: Oerter, R.; von Hagen, C.; Röper, G.; Noam, G. (Hg.), Klinische Entwicklungspsychologie – Ein Lehrbuch. Weinheim, S. 1–10.

Oerter, R.; Montada, L. (1982): Entwicklungspsychologie. Ein Lehrbuch. München.

Oerter, R.; von Hagen, C.; Röper, G.; Noam, G. (1999): Klinische Entwicklungspsychologie – Ein Lehrbuch. Weinheim.

Orlinski, D. E.; Howard, K. J. (1986): Process and outcome in psychotherapy. In: Garfield, S. L.; Bergin, A. E. (Hg.), Handbook of Psychotherapy and Behavior Change. 3. Aufl. New York, S. 311–384.

Orlinski, D. E.; Grawe, K.; Parks, R. (1994): Process and outcome in psychotherapy. In: Garfield, S. L.; Bergin, A. E. (Hg.), Handbook of Psychotherapy and Behavior Change. 4. Aufl. New York.

Perrez, M.; Baumann, U. (1998): Psychotherapie: Systematik. In: Baumann, U.; Perrez, M. (Hg.), Lehrbuch Klinische Psychologie – Psychotherapie. 2. Aufl. Bern, S. 392–415.

Prochaska, J. O.; Norcross, J. C.; DiClemente, C. C. (1994): Changing for Good. New York.

Prochaska, J. O.; Redding, C.; Evers, K. (1996): The transtheoretical in model of behavior change. In: Glanz, K.; Lewis, F. M.; Riemer, B. K. (Hg.), Health Behavior on Health Education: Theory, Research and Practice. San Francisco.

Remschmidt, H. (1988a): Die Rolle der Entwicklungsdimension. Entwicklung – Reifung – Lernen. In: Remschmidt, H.; Schmidt, M. H. (Hg.), Kinder- und Jugendpsychiatrie in Klinik und Praxis. Bd. I: Grundprobleme, Pathogenese, Diagnostik, Therapie. Stuttgart, S. 130–137.

Remschmidt, H. (1988b): Gesichtspunkte zur Indikationsstellung therapeutischer Maßnahmen. In: Remschmidt, H.; Schmidt, M. H. (Hg.), Kinder- und Jugendpsychiatrie in Klinik und Praxis. Bd. I. Stuttgart, S. 608–614.

Remschmidt, H. (1989): Developmental psychopathology as a theoretical framework for child and adolescent psychiatry. In: Schmidt, M.; Remschmidt, H. (Hg.), Needs and Prospects of Child and Adolescent Psychiatry. Toronto.

Remschmidt, H. (1992): Die Bedeutung der Entwicklungspsychopathologie für das Verständnis psychischer Störungen und Erkrankungen im Kindes- und Jugendalter. Zeitschrift für Klinische Psychologe, Psychpathologie und Psychotherapie 40: 1–19.

Remschmidt, H.; Mattejat, F. (Hg.) (2001): Treatment Evaluation in Child and Adolesecent Psychiatry. European Child & Adolescent Psychiatry 10 (1) Supplement.

Remschmidt, H.; Schmidt, M. H.; Poustka, F. (Hg.) (2001): Multiaxiales Klassifikationsschema für psychische Störungen des Kindes- und Jugendalters nach ICD-10 der WHO. 3. Aufl. Bern.

Resch, F. (1998): Entwicklungspsychopathologie und Krankheitsverständnis. Fundamenta Psychiatrica 12: 116–120.

Resch, F. (1999): Beitrag der klinischen Entwicklungspsychologie zu einem neuen Verständnis von Normalität und Pathologie. In: Oerter, R.; von Hagen, C.; Röper, G.; Noam, G. (Hg.), Klinische Entwicklungspsychologie – Ein Lehrbuch. Weinheim, S. 606–622.

Roth, A.; Fonagy . P. (1996): What Works for Whom? A critical review of psychotherapy research. New York.

Schmidtchen, S. (2001): Allgemeine Psychotherapie für Kinder, Jugendliche und Familien. Ein Lehrbuch. Stuttgart.

Seiffge-Krenke, I. (1999): Chronisch kranke Jugendliche und ihre Familien: Das Dilemma zwischen altersgemäßer Entwicklung und Krankheitsanpassung. In: Oerter, R.; von Hagen, C.; Röper, G.; Noam, G. (Hg.), Klinische Entwicklungspsychologie – Ein Lehrbuch. Weinheim, S. 691–727.

Smith, M.; Glass, C.; Miller, T. (1980): The Benefits of Psychotherapy. Baltimore.

Smith, M.; Glass, C. (1977): Meta-analysis of psychotherapy outcome studies. American Psychologist 32: 752–60.

Sroufe, A.; Rutter, M. (1984): The domain of developmental psychopathology. Child Development 55: 17–29.

Warnke, A. (1993): Entwicklungspsychopathologie – der Krankheitsbegriff in der Kinder- und Jugendpsychiatrie im Verhältnis zu psychosomatischer Sichtweise. Zeitschrift für Kinder- und Jugendpsychiatrie 21: 163–179.

Warnke, A. (1997): Elterntraining. In: Remschmidt, H. (Hg.), Psychotherapie im Kindes- und Jugendalter. Stuttgart u. a., S. 175–190.

Warnke, A. (1999b): Psychotherapie im Kindes- und Jugendalter. In: Nissen, G. (Hg.), Verfahren der Psychotherapie. Stuttgart, S. 150–167.

Warnke, A.: (1999a): Frühförderung und Zusammenarbeit mit der Familie. In: Neuhäuser, G.; Steinhausen, H.-C. (Hg.), Geistige Behinderung. 2. Aufl. Stuttgart, S. 297–309.

Warnke, A.; Beck, N.; Wewetzer, C. (1998): Störungsspezifische Psychotherapie in der Kinder- und Jugendpsychiatrie. Z. Kinder-Jugendpsychiat. und Psychotherapie 26: 197–210.

Weisz, J.; Weiss, B. (1993): The Effects of Psychotherapy with Children and Adolescents. London.

Michael Günter

Psychotherapie bei Substanzmissbrauch: Was soll behandelt werden?

Substanzmissbrauch im Jugendalter ist bekanntlich ein wachsendes Problem, mit dem wir zunehmend in zweierlei Hinsicht konfrontiert sind: Zum einen finden sich in unausgelesenen kinder- und jugendpsychiatrischen Populationen wachsende Prozentsätze von komorbidem Substanzmissbrauch. Englert und Kollegen (1999) berichteten beispielsweise aus ihrer Frankfurter Population, dass mehr als ein Viertel der kinder- und jugendpsychiatrischen Inanspruchnahmepopulation relevanten Substanzmissbrauch aufwies. Zum anderen sind Inanspruchnahmepopulationen alkohol- und drogenabhängiger Jugendlicher dadurch charakterisiert, dass sie häufig komorbid psychiatrische Störungen haben. Schepker (2002) zeigte in einer aktuellen Arbeit, dass in ihrer Population von circa 200 jugendlichen Drogen- und Alkoholabhängigen die überwiegende Mehrzahl zusätzliche psychiatrische Diagnosen aufwies. Sie verglich dabei etwa gleich große Gruppen von Jugendlichen, die auf eine jugendpsychiatrische Drogenbehandlungsstation oder auf eine Drogenrehabilitationsstation aufgenommen worden waren. Auf der jugendpsychiatrischen Drogenbehandlungsstation hatten alle Jugendlichen eine, 25 Prozent mehrere zusätzliche psychiatrische Diagnosen. Auf der Rehabilitationsstation hatten demgegenüber vergleichsweise wenige (unter 25 Prozent) eine zusätzliche psychiatrische Diagnose.

Störungsspezifität versus Komplexität psychosozialer Problemlagen

Wir stehen also vor dem Problem, dass wir mithilfe der üblicherweise verwendeten ICD-10- oder DSM-IV-Diagnosen auf der diagnostischen Ebene eine scheinbare Klarheit erhalten, die uns vermeintlich Entscheidungskriterien für eine störungsspezifische Behandlung an die Hand geben könnte, wir in der klinischen Realität aber häufig mit einer Komplexität von Erkrankungen oder Störungen konfrontiert sind, die diese einfachen Entscheidungsstrategien konterkarieren. Tatsächlich bedingen sich, wie wir aus der klinischen Praxis wissen, die Problematiken gegenseitig, beeinflussen sich häufig negativ und sind eben nicht als distinkte Störungen anzusehen, die entsprechend spezifisch, etwa nach einem Baukastenprinzip zu behandeln wären.

Wir alle kennen den psychotischen Jugendlichen, der in der Prodromalphase seiner Erkrankung mit heftigem Drogenkonsum begann, um seine Irritation und Verunsicherung, sein Derealisations- und Depersonalisationserleben zu bekämpfen. Meist beschleunigt er mit dieser Therapie den Ausbruch seiner Erkrankung, erschwert deren Verlauf, erhöht das Rückfallrisiko und seine soziale Integration und schulisch-berufliche Rehabilitation erscheinen außerordentlich gefährdet.

Genauso kennen wir den jungen Alkohol- und Drogenpatienten, der über Jahre hinweg zunehmend Substanzen konsumiert, häufig wie sie gerade verfügbar sind und seinen finanziellen Möglichkeiten entsprechen, und der mittlerweile neben dem Abbruch seiner Ausbildung und einer Beschränkung seiner sozialen Kontakte auf ein Drogen konsumierendes Umfeld eine dissoziale Entwicklung genommen hat oder an ausgeprägten und dringend behandlungsbedürftigen psychiatrischen Störungen leidet.

Eine weitere Gruppe sind jugendliche Straftäter mit einer stark dissozialen Entwicklung im Sinne einer Störung des Sozialverhaltens oder – bereits verfestigt – einer entsprechenden Persönlichkeitsstörung, die zugleich eine Abhängigkeitserkrankung entwickelt haben. Charakteristisch sind auch die Jugendlichen mit einer emotional instabilen Persönlichkeitsstörung vom Borderline-Typ, die neben ihren Selbstverletzungen ausgeprägte Probleme mit Substanzmissbrauch haben. Dies wird im DSM-IV sogar als ein mögliches Kriterium für die Diagnose aufgeführt.

Erweitert man den Blick von der engen Einschränkung auf die Diagnose auf eine Betrachtung der Lebenswirklichkeit und komplexen Problemlagen dieser Klientel, so wird rasch deutlich, dass wir es häufig mit Multiproblem-Patienten zu tun haben. Gravierende psychosoziale Probleme stehen im Vordergrund, Bewältigungsmöglichkeiten fehlen oder sind wenig und instabil entwickelt. Bornhäuser (2001) weist ebenso wie Ehrlich (1987) darauf hin, dass vielfach der Erwerb basaler sozialer Fähigkeiten und Fertigkeiten nicht gelungen ist, sodass sowohl aus der subjektiven Sicht der Betroffenen als auch aus der Einschätzung der professionellen Helfer häufig nicht die substanzbezogenen Probleme im Vordergrund stehen, sondern viel grundlegendere psychosoziale Probleme als zentral angesehen werden. Kommunikations- und Beziehungsprobleme innerhalb und außerhalb der Familie, Probleme der Integration in die Peergroup, schulische und berufliche Entwicklung und Integration, dissoziale und kriminelle Entwicklungen und schließlich die bereits diskutierten psychiatrischen Primär- oder Folgeerkrankungen seien als Stichworte genannt.

Grundsätze der Behandlung abhängiger Jugendlicher

Daraus ergibt sich, dass traditionelle Behandlungskonzepte, die auf den Substanzkonsum zentriert sind und in denen schwerpunktmäßig mithilfe verschiedener Techniken versucht wird, Konsumstil und Haltungen gegenüber dem Substanzkonsum zu ändern, bei Jugendlichen fehlgehen müssen. Denn die soziale Integration schlägt bei vielen dieser Patienten selbst dann weiterhin fehl, wenn zunächst eine Abstinenz erreicht werden kann, da die vielfältigen Problemlagen einen hohen Rückfalldruck erzeugen. Insoweit ist die Tendenz zu einer mechanistischen Abhängigkeitsdefinition in Richtung einer im Extremfall gar ausschließlich biologisch zu fassenden Krankheitseinheit zumindest für Jugendliche mit größtem Misstrauen zu betrachten.

Was ergibt sich daraus für die Konzepte zur Behandlung Jugendlicher mit Substanzmissbrauch? Zunehmend wird aus diesen Erkenntnissen abgeleitet, dass die umfassende Behandlung nicht substanzbezogener Probleme Voraussetzung für eine längerfristige Sicherung einer erfolgreichen Abstinenz ist. Dabei ist vor allem davon auszugehen, dass die Definition der Alkohol- und Substanzabhängigkeit als Krankheit nicht dazu führen sollte, dass einseitig symptomorientierte Ansätze unter Außerachtlassen der komplexen psychosozialen Problemlagen favorisiert werden, obgleich diese heutigen Tendenzen zur Operationalisierung, Verkürzung der Behandlungszeiten und vermeintlichen Effizienzsteigerung entgegenkommen. Demgegenüber sollten verstärkt Modelle entwickelt werden, die in flexibler, aber systematisch miteinander verknüpfter Weise Entwicklungsförderung, berufliche und soziale Reintegration, psychiatrische Behandlung, eine Stärkung der Selbsthilfemöglichkeiten und der Beziehungs- und Kommunikationsfähigkeit miteinander verknüpfen.

Versorgungsrealität und Modelle integrierter Behandlung

Dies scheitert bis heute nicht zuletzt an der Zersplitterung der Zuständigkeiten. Jugendsuchthilfe ist vielerorts immer noch wenig entwickelt, sodass die Rehabilitationsbehandlungen häufig in Erwachseneneinrichtungen stattfinden müssen, die zudem auch noch entgegen vielfach üblichen Missbrauchsmustern bei Jugendlichen teilweise strikt zwischen Alkoholbehandlung und Behandlung illegaler Drogen trennen. In den letzten Jahren wurden in verschiedenen jugendpsychiatrischen Kliniken eigene Suchtbehandlungsstationen für Jugendliche eingerichtet, was gewiss als Fortschritt hin zu einem spezifischeren Behandlungsangebot für Jugendliche anzusehen ist. Anfangs fand aus meiner Sicht in manchen Kliniken eine zu starke Eingrenzung auf die Symptombehandlung des Substanzabusus statt und damit eine zu geringe Berücksichtigung der komplexen Multiproblemlagen dieser Patienten. Möglicherweise ergibt sich in dieser Hinsicht mittlerweile eine Abkehr von einer zu einseitigen Fixierung auf diagnostische Entitäten und pseudomedizinische Behandlungsmodelle und eine Entwicklung hin zu mehr integrativen Konzepten (vgl. Möller u. Thoms 2000). Diese allerdings haben oft das Problem, dass bei umfassenderen Behandlungsansätzen und einem Einbeziehen rehabilitativer Komponenten die Behandlungszeiten recht schnell länger und länger zu werden drohen, sodass der ökonomische Druck seitens der Kostenträger die Entwicklung sinnvoller Konzepte erheblich behindert.

Man steht hier in gewisser Weise zwischen Scylla und Charybdis: Während es einerseits gerade bei jugendlichen Suchtpatienten sinnvoll erscheint, die Messlatte nicht zu hoch zu legen, das heißt nicht von vornherein umfassende Behandlungsziele zu formulieren, die in der Realität mehr oder weniger nur scheitern können, weil sowohl die betroffenen Jugendlichen als auch die beteiligten Institutionen damit überfordert sind, wäre auf der anderen Seite doch eine Kontinuität der Betreuung und damit eine persönliche Beziehungskontinuität als ein zentraler Baustein einer umfassend verstandenen psychotherapeutischen Behandlung abhängigkeitserkrankter Jugendlicher anzusehen. So stellen beispielsweise Möller und Thoms (2000) in ihrem Modell einer integrierten stationären Behandlung suchtkranker Jugendlicher die Betreuungskontinuität ganz in den Vordergrund ihrer konzeptuellen Überlegungen, da sie davon ausgehen, dass früh traumatisierte Jugendliche, die einen Großteil der Klientel ausmachen, der Anbindung an ein beständiges Beziehungsangebot bedürfen.

Diese Überlegungen führen auch dazu, dass dringend Modelle entwickelt werden müssten, die umfassende Hilfsangebote nicht als lineare Abfolgen, sondern als Angebot wiederholter möglicher Inanspruchnahme bereitstellen. Diese müssten unabhängig sein von zersplitterten Zuständigkeiten hinsichtlich der Kostenträgerschaft. Letzteres führt dazu, dass eine Kontinuität der Versorgung suchtkranker Jugendlicher erheblich beeinträchtigt wird. Zugleich müssten etwa im Rahmen von Case-Management-Strukturen verbindliche Ansprechpartner zur Verfügung stehen, die die verschiedenen Maßnahmen koordinieren und die Entwicklung eines Jugendlichen über längere Strecken begleiten.

Unter solchen Voraussetzungen könnte man sich vorstellen, etwa im stationären Rahmen eine Entgiftung und Entwöhnungsbehandlung durchzuführen, parallel dazu Instabilitäten in der Persönlichkeit, eingefahrene Fehlhaltungen oder pathologische Konfliktbewältigungsmuster anzubehandeln und zugleich erste Ansätze zu einer Verbesserung der Beziehungsfähigkeit in Gruppen im Rahmen der Behandlung zu fördern. Dies hätte aber bei den – aus Kostengründen, aber auch aus entwicklungsbedingten Gründen, die beim Jugendlichen liegen – kurzen stationären Behandlungen nur dann Sinn, wenn im Anschluss an die stationäre Behandlung die psychotherapeutische Arbeit an den pathologischen Strukturen ambulant fortgesetzt und zugleich sozialrehabilitative oder Arbeitsintegrationsmaßnahmen vor Ort angeboten werden könnten. Zusätzlich müsste in Krisensituationen ein nachgehendes Angebot bereitgestellt werden und über längere Zeiten hinweg eine personelle Kontinuität beispielsweise in Form eines Case-Managers vorhanden sein, der die verschiedenen Abschnitte oder Zyklen eines Behandlungs- und Rehabilitationsverlaufs einschließlich der Rückfälle begleiten, in Krisensituationen Hilfsmaßnahmen einleiten und den Jugendlichen in entsprechende institutionelle Angebote vermitteln könnte. Ich bin überzeugt davon, dass nur derart flexible, aber auch umfassende Angebote wirklich zu einer Verbesserung der jugendlichen Suchtbehandlung führen werden. Henggeler et al. (1996), um nur einen dieser Ansatzpunkte aufzugreifen, konnten beispielsweise zeigen, dass ein aufsuchender familientherapeutisch orientierter Ansatz die Drop-out-Raten bei jugendlichen Suchtkranken dramatisch auf nahezu null senkte.

Der Stellenwert psychotherapeutischer Behandlung in einem Setting sozialrehabilitativer Hilfeangebote

Psychotherapeutische Behandlung kann in einer solchen Perspektive immer nur eine, wenn auch wesentliche Komponente in einem weiter gesteckten sozialrehabilitativen Rahmen sein, wie dies ähnlich auch bei jugendlichen Delinquenten verschiedentlich konstatiert wurde (vgl. Günter 2001). Inhaltliche Schwerpunkte der psychotherapeutischen Behandlung sind Bereiche, die bei jugendlichen Substanzmittelabhängigen ähnlich wie bei schwer dissozialen Jugendlichen häufig erheblich beeinträchtigt sind: emotionale Entwicklungsretardierungen, Probleme in der Autonomieentwicklung, Ambivalenzkonflikte in der Ablösung, heftige Autoritätskonflikte, Selbstwertprobleme im Zusammenhang mit früheren Traumatisierungen und als Sekundärfolge der problematischen Entwicklung bis hin zu der Entwicklung einer negativen Identität, emotionale Instabilität, chronisch latente oder akut aufbrechende Aggressivität und Autoaggressivität, verknüpft mit Schuldgefühlen und Selbstbestrafungstendenzen. Mir scheint zentral, innerhalb der Therapie vor allem auch an Misstrauen und Beziehungsstörungen zu arbeiten. Winnicott beschrieb diese Fehlhaltungen unter dem Begriff der antisozialen Tendenz. Beziehungen werden dabei tendenziell als bedrohlich und gefährlich erlebt, da in dem Moment, in dem Beziehungshoffnungen entstehen, die Angst vor erneuter Enttäuschung übergroß wird und dann eine Reaktionsbildung einsetzt, in der negative Reaktionen, Zerstörung der Beziehung oder Projektion der befürchteten Enttäuschung auf den Therapeuten die Oberhand gewinnen (Winnicott 1988).

Renton, der Protagonist aus dem Roman »Trainspotting« (Welsh 1997), der die Lebenswelt drogenabhängiger Jugendlicher so ungemein präzise schildert, beschreibt seine Erfahrungen mit Therapie: »So lief das immer, n' Haufen Themen, die angesprochen wurden; manche belanglos, manche heavy, manche langweilig, manche interessant. Manchmal habe ich die Wahrheit gesagt, manchmal habe ich gelogen. Wenn ich gelogen hab, habe ich manchmal Sachen erzählt, von denen ich dachte, daß F. sie hören wollte, und manchmal Sachen, wo ich dachte, daß er sich darüber aufregt oder daß sie ihn verwirren … M.G., die klinische Psychologin, beobachtete mein Verhalten und versuchte es zu ändern, ohne die Gründe für dieses Verhalten zu suchen. F. hatte anscheinend seinen Beitrag geleistet, nun war es an der Zeit, daß ich wieder vernünftig wurde. Zu der Zeit war ich in dem Entzugsprogramm, das einfach nicht funktionierte, danach in der Behandlung mit Methadon, aber das machte alles bloß noch schlimmer« (Welsh 1997, S. 192f.). Was Renton hier formuliert, zeigt die Schwierigkeit dieser Jugendlichen, sich auf Psychotherapie und Beziehungen überhaupt einzulassen. Es zeigt auch die Schwierigkeiten der verschiedenen psychotherapeutischen Ansätze. Aber deswegen davon auszugehen, dass therapeutische Hilfe keinen Sinn habe, scheint mir falsch. Denn aus einer solchen, durchaus charakteristischen Äußerung klingt durch, dass der Protagonist sich trotz seiner abgeklärten Haltung wünschte, den Therapeuten zu erreichen, indem er ihn verwirrt, indem er ihn ärgert oder auch, indem er sich ihm unterwirft. Die Schwierigkeiten, diese Beziehungswünsche therapeutisch zu nutzen, dürfen nicht unterschätzt werden. Aber sie müssen genutzt werden, wenn man zu einer grundlegenden Änderung der inneren und damit auch der äußeren Situation kommen will. Dies gelingt jedoch nur, wenn daneben strukturierende und sozialintegrierende Hilfsangebote verfügbar sind und beides miteinander kombiniert werden kann.

Auch diese pädagogischen und rehabilitativen Angebote müssen die Erfordernisse Jugendlicher wesentlich stärker berücksichtigen, als dies bisher in der Suchtkrankenhilfe vorgesehen war. Entwicklungsprozesse müssen dabei ebenso im Auge behalten werden wie die überragende Bedeutung einer Kontinuität in den Beziehungen. Es gilt, moderne pädagogische Konzepte der Jugendhilfe auch in diesen Bereichen umzusetzen, beispielsweise erlebnisorientierte Pädagogik, Förderung von Gruppenintegration, Lernen in naturalistischen Settings, Unterstützung von Nachreifung, Strukturierung der Freizeitgestaltung einschließlich attraktiver Angebote. Besondere Aufmerksamkeit muss dabei einer Integration schulischer Maßnahmen in den rehabilitativen Bereich zuteil werden (Giancola et al. 1998).

Diese umfassenden Ansätze mildern bis zu einem gewissen Grad die Entscheidungsschwierigkeiten, welche der eventuell schwerwiegenden psychosozialen Probleme vordringlich zu behandeln seien, da in einem umfassenderen, aufeinander abgestimmten Behandlungskonzept mehrere Ansatzpunkte zur Verfügung stehen. Generell ist zu sagen, dass die Behandlungsschwerpunkte bei drogenabhängigen Patienten nicht entlang der Kausalität – also Substanzmittelmissbrauch als Folge von psychischer Erkrankung oder umgekehrt psychische Erkrankung als Komplikation und Folgeerkrankung von Substanzmittelmissbrauch – festgelegt werden können. Stattdessen sollte der Behandlungsschwerpunkt an der Akuität der Störung und der Dringlichkeit der Behandlungsindikation der einzelnen Bereiche orientiert werden.

Probleme der ambulanten Behandlung »genuin« jugendpsychiatrischer Patienten mit Substanzmissbrauch

Ich kann hier nur am Rande auf die Problematik der psychotherapeutischen Behandlung »genuin« jugendpsychiatrischer Patienten eingehen, die zusätzlich noch eine Substanzabhängigkeit aufweisen. Aus den bisherigen Ausführungen ergeben sich bereits einige Schlussfolgerungen auch für diese Gruppe von Patienten. Es wäre entscheidend, auch bei diesen Patienten auf ergänzende Angebote zurückgreifen zu können. In der psychotherapeutischen Behandlung dieser Patienten sollte der Substanzmissbrauch immer wieder thematisiert werden, wobei man sich hier vor einer Verharmlosung ebenso hüten sollte wie vor belehrenden, gut gemeinten Ratschlägen. Ich persönlich bin eher zurückhaltend hinsichtlich einer allzu konsequenten Herstellung eines unmittelbaren Zusammenhangs zwischen innerpsychischen Konflikten und Suchtmittelmissbrauch, zumal sich in der Vergangenheit die Spezifität derartiger Kausalkonzepte kaum erhärten ließ. Man muss eher mit einem unspezifischen Zusammenhang rechnen, etwa einer Betäubung innerer Spannungszustände und im Lauf der Zeit mit einem Einschleifen derartiger problematischer Bewältigungsstrategien. Insofern sollte man sich von der Aufarbeitung spezifischer Zusammenhänge – an dieser Stelle sei nochmals Rentons Warnung in Erinnerung gerufen – nicht allzu viel versprechen, sondern auch hier auf eine psychotherapeutische Behandlung der Persönlichkeits- und Konfliktproblematik und unterstützende pädagogische und sozialintegrative Maßnahmen setzen.

Problematisch wird es vor allem dann, wenn Jugendliche unter Suchtmitteleinfluss in die Stunde kommen. Je nach Situation neige ich dazu, derartige Stunden abzubrechen, da eine psychotherapeutische Arbeit unter erheblichem Suchtmitteleinfluss kaum als sinnvoll angesehen werden kann. Gerade weil die Suchtstrukturen bei Jugendlichen oft noch nicht zu einem voll ausgebildeten Abhängigkeitssyndrom mit Kontrollverlust verfestigt sind, können Jugendliche jedoch in der Regel der Anforderung, ohne Suchtmittel in die Stunde zu kommen, auch nachkommen.

Problematischer ist, dass sie vielfach Stunden ausfallen lassen und schließlich der therapeutische Prozess nicht aktiv, aber durch Nichterscheinen abgebrochen wird. Auch in dieser Hinsicht können Hilfestellungen von außen sehr förderlich sein, sei es durch eine pädagogische Unterstützung, sei es durch gerichtliche Auflagen. Glücklicherweise ist mittlerweile die früher übliche Skepsis gegenüber derartigen äußeren Druckmitteln oder Motivationshilfen deutlich zurückgegangen zugunsten einer Auffassung, dass es Teil des psychotherapeutischen Prozesses sein muss, Eigenmotivation zu schaffen. Dies kann, ja muss sogar häufig bei diesen Jugendlichen zunächst über verschiedene Formen der Fremdmotivation unterstützt werden.

Literatur

Bornhäuser, A. (2001): Alkoholabhängigkeit bei Jugendlichen und jungen Erwachsenen. Versorgungskonzepte der modernen Suchtkrankenhilfe. Bern.

Ehrlich, P. (1987): 12-step principles and adolescent chemical dependence treatment. J. Psychoactive Drugs 19: 311–317.

Englert, E.; Fegert, J.; Poustka, F. (1999): Issues in documentation and quality management of adolescent addiction care. Eur. Child Adolesc. Psychiatry 8, Suppl. 2: 121.

Giancola, P. R.; Mezzich, A. C.; Tarter, R. E. (1998): Disruptive, delinquent and aggressive behavior in female adolescents with a psychoactive substance use disorder: relation to executive cognitive functioning. J. Stud. Alcohol 59: 560–567.

Günter, M. (2001): Die Behandlung jugendlicher Sexualstraftäter aus psychoanalytischer Sicht. Kinderanalyse 9: 41–59.

Henggeler, S. W.; Pickrel, S. G.; Brondino, M. J.; Crouch, J. L. (1996): Eliminating (almost) treatment dropout of substance abusing or dependent delinquents through home-based multisystemic therapy. Am. J. Psychiatry 153: 427–428.

Möller, C.; Thoms, E. (2000): Drogenabhängigkeit durch ein tragendes therapeutisches Beziehungsangebot überwinden. Suchtmed. 2: 172–174.

Schepker, R. (2002): Jugendpsychiatrische Suchtstationen – notwendig und sinnvoll? Behandlungsverläufe von jugendpsychiatrischer Behandlung und Rehabilitationsbehandlung für jugendliche Drogenabhängige. Prax. Kinderpsychol. Kinderpsychiat. 51: 721–735.

Welsh, I. (1997): Trainspotting. München.

Winnicott, D. W. (1988): Aggression. Versagen der Umwelt und antisoziale Tendenz. Stuttgart.

Günter Esser, Wolfgang Ihle, Martin H. Schmidt
und Bernhard Blanz

Modell der Entstehung des Substanzmissbrauchs

Alkohol und Drogenkonsum verursachen Kosten, die die Folgekosten von Krebs und Herz-Kreislauf-Erkrankungen um ein Mehrfaches übersteigen. Zwischen einem Fünftel und einem Viertel aller Jugendlichen und jungen Erwachsenen erfüllen die Kriterien einer Substanzstörung (Perkonigg et al. 1997; Holly et al. 1997). Die hohe Zahl der betroffenen Personen mit einer Substanzstörung lässt professionelle Therapieansätze für alle als Illusion erscheinen. Vorhandene Therapieverfahren wurden in den letzen zehn Jahren zwar deutlich verbessert (z. B. für die Alkoholabhängigkeit: Lindenmayer 1999), trotzdem sind fehlende Motivation und hohe Rückfallquoten weiterhin zentrale Probleme. Die größten Aussichten zur Verringerung der Prävalenzraten werden einer gezielten Prävention zugeschrieben. Allgemeine, nicht indizierte Präventionsprogramme erzielen naturgemäß geringe Effektstärken (die meisten Angesprochenen wären auch ohne Präventionsprogramm gesund geblieben). Als aussichtsreicher werden daher indizierte Präventionsprogramme bei Risikopersonen angesehen. Risikoträger können über psychosoziale und personenbezogene Merkmale identifiziert werden (von Sydow et al. 2002).

Als psychosoziale Risikofaktoren gelten allgemein widrige familiäre Bedingungen (wie chronischer Streit, beengte Wohnverhältnisse, fehlende berufliche Qualifikation) und die Modellwirkung substanzabhängiger Eltern (von Sydow 2002). Unter den personenbezogenen Risikofaktoren sind frühe Störungen des Sozialverhaltens unstrittig (Armstrong u. Costello 2002; Adalbjanardottir et al. 2002; Flory u. Lynam 2003; Lynskey u. Hall 2001; Brook et al. 1996).

Die eigenständige Bedeutung von Aufmerksamkeitsstörungen und Hyperaktivität ohne gleichzeitige Störung des Sozialverhaltens wird kontrovers diskutiert (Flory et al. 2003; White et al. 2001; Abrantes et al. 2002; Lynskey u. Hall 2001). Seltener werden Angststörungen und Depressionen als Vorläufersymptomatik berichtet (Armstrong u. Costello 2002; von Sydow et al. 2002).

Ziel der vorliegenden Arbeit ist die Erarbeitung eines Entstehungsmodells des Substanzmissbrauchs unter besonderer Berücksichtigung vorangegangener psychischer Auffälligkeiten. Als Stichprobe dienten die 399 Mannheimer Achtjährigen, die im Rahmen der epidemiologischen Kurpfalzerhebung im Alter von 8, 13, 18 und 25 Jahren untersucht werden konnten. Im Alter von 25 Jahren waren noch 321 der ursprünglich 399 (also 80,5 % der Ausgangsstichprobe) erreichbar.

Als Instrumente fanden Forschungsversionen des Mannheimer Elterninterviews im Alter von 8, 13, 18 und 25 Jahren sowie des Mannheimer Jugendlicheninterviews im Alter von 13, 18 und 25 Jahren Anwendung. Im Alter von 25 Jahren wurde zusätzlich die Münchner Version des Composite International Diagnostic Interview eingesetzt. Zur Erfassung der Lebensereignisse wurde die Münchner Ereignisliste im Alter von 18 und 25 Jahren vorgegeben.

Als Substanzmissbrauch wurden über den Zeitraum der letzten sechs Monate entweder mindestens 15 Zigaretten pro Tag oder mindestens 40 Gramm reinen Alkohol pro Tag (oder mindestens zwei Räusche pro Monat) oder regelmäßiger weicher illegaler Drogenkonsum beziehungsweise gelegentlicher harter Drogenkonsum bewertet. Nach diesen Definitionen missbrauchten 32 Prozent der jungen Männer und 30 Prozent der jungen Frauen regelmäßig Nikotin, elf Prozent der Männer und ein Prozent der Frauen regelmäßig Alkohol und elf Prozent der Männer und drei Prozent der Frauen regelmäßig illegale Drogen. Die Stabilitätsraten des so definierten Substanzmissbrauchs lagen zwischen 18 und 25 Jahren für Nikotin (77 %) höher als für Alkohol (38 %) und illegale Drogen (45 %).

Organische und psychosoziale Faktoren

Die Summe der perinatalen Belastungsfaktoren im Sinne eines invertierten Optimalitätsindexes stand im hoch signifikanten Zusammenhang mit Nikotinmissbrauch ($p < .01$), signifikant im Zusammenhang mit illegalem Drogenkonsum ($p < .05$) und nicht signifikant im Zusammenhang mit Alkoholmissbrauch ($p > .05$).

Frühe familiäre Belastungen der ersten sechs Lebensjahre (wie Trennung der Eltern, chronischer Streit, psychische Störungen der Eltern, häufige Krankenhausaufenthalte) standen nur mit Nikotinmissbrauch im hoch signifikanten ($p < .001$) Zusammenhang. Der Family Adversity Index im Alter von acht Jahren stand wie derjenige im Alter von 13 Jahren hoch signifikant ($p < .01$) im Zusammenhang mit Nikotin- und Alkoholmissbrauch. Der Konsum illegaler Drogen erwies sich somit nicht in gleicher Weise mit adversiven familiären Faktoren verknüpft wie Alkohol- und Nikotinabusus.

Vorläufersymptome von Substanzmissbrauch

Für die folgenden Berechnungen wurden die verschiedenen Formen des Substanzmissbrauchs zu einer einheitlichen Variablen zusammengefasst. Zu diesem Zweck wurden für Alkohol- und Nikotinmissbrauch zusätzliche Schweregrade eingeführt. Schwerer Nikotinmissbrauch lag ab 30 Zigaretten pro Tag, schwerer Alkoholabusus ab 80 Gramm durchschnittlichem täglichen Konsum vor. Die Gesamtgruppe der Substanzmissbrauchenden wurde definiert als mindestens zwei leichte Formen des Substanzmissbrauchs (weniger als 30, jedoch mehr als 15 Zigaretten, oder weniger als 80, aber mehr als 40 Gramm durchschnittlich Alkoholkonsum pro Tag) oder ein schwerer Missbrauch.

Von den 28 im Alter von acht Jahren gemessenen Symptomen standen immerhin elf in signifikanter Beziehung mit Substanzmissbrauch im Alter von 25 Jahren (s. Tab. 1).

In einer nachfolgend durchgeführten Diskriminanzanalyse, die die Interkorrelationen zwischen den Symptomen berücksichtigt, ergab sich als Set mit dem höchsten prädiktiven Wert eine Kombination aus hypermotorischem Verhalten (standardisierter Diskriminanzfunktionskoeffizient SDFK .61), Ängsten (SDFK -.46), Lügen (SDFK .38), Schulschwänzen (SDFK .28), Aggressive Kontaktstörung (SDFK .26) und Enuresis (SDFK .19). Mit diesen sechs Symptomen konnten insgesamt 73 Prozent derjenigen ohne Abusus und 59,4 Prozent der substanzmissbrauchenden jungen Erwachsenen richtig vorhergesagt wer-

Tab.1: Prädiktoren der Achtjährigen für Substanzmissbrauch im Alter von 25 Jahren

	F	p
Disziplinstörungen	22,88	.000
Kontaktstörung	8,55	.000
Schulschwänzen	12,03	.001
Schulleistungsstörungen	7,60	.001
Wutanfälle	7,55	.001
Konzentrationsstörungen	7,55	.001
Stehlen	7,34	.001
Hypermotorisches Verhalten	7,28	.001
Lügen	4,27	.015
Enkopresis	5,47	.020
Tic	3,65	.027

den. Das Ergebnis zeigt eine Kombination von Symptomen aus dem Spektrum der Hyperaktivität und den Störungen des Sozialverhaltens. Das Vorliegen von Ängsten wirkte bei gleichzeitigem Vorliegen hyperaktiver und Störungen des Sozialverhaltens protektiv.

Die im Alter von 13 Jahren gemessenen signifikant mit Substanzmissbrauch im Alter von 25 Jahren in Verbindung stehenden Symptome zeigt Tabelle 2.

Tab. 2: Prädiktoren der 13-Jährigen für Substanzmissbrauch im Alter von 25 Jahren

	F	p
Disziplinstörungen	24,69	.000
Hypermotorisches Verhalten	19,53	.000
Konzentrationsstörungen	18,33	.000
Stehlen	11,40	.000
Lügen	8,85	.000
Nikotinmissbrauch	7,48	.001
Wutanfälle	9,67	.002
Automutilation	5,76	.004
Schulleistungsstörungen	4,45	.012
Nägelkauen	4,41	.013

In der nachfolgenden Diskriminanzanalyse erbrachte die Kombination von fünf Symptomen (Disziplinschwierigkeiten in der Schule (SDFK .60), Nikotinmissbrauch (SDFK .44), Hyperkinese (SDFK .27), Schlafen im Bett der Eltern (SDFK .26) und Enuresis (SDFK.25)) immerhin eine richtige Vorhersage von 78,6 Prozent der ohne Abusus und 72,5 Prozent der mit Abusus im Alter von 25 Jahren. Im Alter von 13 Jahren treten somit zu den Störungen des Sozialverhaltens und den hyperkinetischen Störungen bereits frühe Formen des Nikotinmissbrauchs. Als einziges Symptom, das dem introversiven Formenkreis zugerechnet werden kann, taucht in der Diskriminanzanalyse das Schlafen im Bett der Eltern auf. Die prädiktive Wirkung dieses Symptoms ist jedoch vom Vorliegen der übrigen Symptome abhängig.

Die Symptome der 18-Jährigen als Prädiktoren von Substanzmissbrauch im Alter von 25 Jahren zeigt Tabelle 3.

Tab. 3: Prädiktoren der 18-Jährigen für Substanzmissbrauch im Alter von 25 Jahren

	F	p
Rauchen	42,29	.000
Missbrauch anderer Drogen	24,51	.000
Alkoholmissbrauch	22,40	.000
Gerichtliche Bestrafung bei Delinquenz	21,73	.000
Körperverletzung	21,20	.000
Stehlen	17,28	.000
Suizidgefährdung	11,16	.000
Hyperkinese	9,62	.000
Impulsivität	9,01	.000
Ablenkbarkeit	8,24	.000
Zerstörung fremden Eigentums	7,79	.000
Arbeitsverweigerung	7,63	.000
Disziplinstörung	7,32	.001
Schulschwänzen	7,12	.001

Im Vordergrund stehen hier bereits manifestierte Formen des Substanzmissbrauchs, die Störungen des Sozialverhaltens und Restformen der hyperkinetischen Störungen. In der anschließenden Diskriminanzanalyse konnten allein mit Nikotinmissbrauch (SDFK .97), Alkoholmissbrauch (SDFK .35) und dem Gebrauch illegaler Drogen (SDFK .20) hundert Prozent aller Personen mit und ohne Substanzmissbrauch richtig vorhergesagt werden. Das Ergebnis zeigt, dass ein im Alter von 18 Jahren manifest gewordener Substanzmissbrauch höchste Stabilität besitzt.

Strukturmodell der Entstehung von Substanzmissbrauch

In einem Strukturmodell zur Entstehung von Substanzmissbrauch wurden als Prädiktoren der familiären Belastung frühe familiäre Belastungen der ersten sechs Lebensjahre, der Family Adversity Index im Alter von acht und 13 Jahren sowie das Ausmaß chronischer Belastungen im Alter von 18 Jahren einbezogen (vgl. Abb. 1).

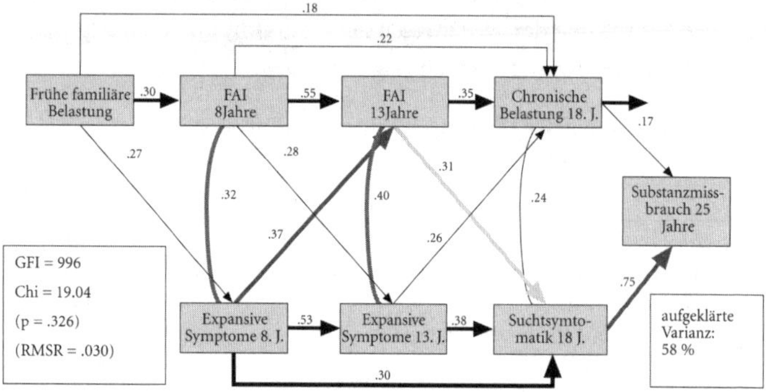

Abb. 1: Modell der Entstehung von Substanzmissbrauch
FAI: Family Adversity Index; RMSR: Root Mean Square Residual;
GFI: Goodness of Fit Index

Aufseiten der psychopathologischen Vorläufersymptome wurden expansive Symptome (Summe aus hyperkinetischen und Störungen des Sozialverhaltens im Alter von acht und 13 Jahren sowie die Summe der Suchtsymptomatik im Alter von 18 Jahren) berücksichtigt. Es konnte gezeigt werden, dass Substanzmissbrauch im Alter von 25 Jahren eine direkte Funktion der Suchtsymptomatik im Alter von 18 Jahren darstellt, wobei sich darüber hinaus ein zusätzlicher, weniger bedeutender Einfluss der chronischen Belastungen im Alter von 18 Jahren ergibt. Als zentrale Variable im Modell der Entstehung von Substanzmissbrauch kann die expansive Symptomatik im Alter von acht Jahren gelten. Sie wirkt sowohl über den Family Adversity Index im Alter von 13 Jahren, der seinerseits über die chronischen Belastungen im Alter von 18 Jahren und die Suchtsymptomatik im Alter von 18 Jahren wirkt, wie auch über die expansiven Symptome im Alter von 13 Jahren und die

Suchtsymptomatik im Alter von 18 Jahren. Expansive Symptome sind somit die wichtigste Variable im vorliegenden Modell. Außerdem lassen sich transaktionale Prozesse zwischen familiären Belastungen und der Symptomatik der Kinder nachweisen: Frühe familiäre Belastungen verstärken die expansiven Symptome im Alter von acht Jahren, die wiederum zu einer Erhöhung des Family Adversity Index im Alter von 13 Jahren führen, der seinerseits die Suchtsymptomatik im Alter von 18 Jahren verstärkt.

Schlussfolgerung

Als zentrale Variable im Modell der Entstehung von Substanzmissbrauch erweisen sich expansive Störungen im Grundschulalter. Sie sind ihrerseits bedingt durch familiäre Risikofaktoren der frühen Kindheit. Bereits aus der Symptomatik der Achtjährigen lassen sich fast 60 Prozent der Kinder mit späterem Substanzmissbrauch richtig vorhersagen. Aus den Symptomen der Dreizehnjährigen gelingt dies bereits für fast drei Viertel der Betroffenen und im Alter von 18 Jahren zu hundert Prozent. Die Symptome der Störungen des Sozialverhaltens sind zu allen Messzeitpunkten dominant. In den Diskriminanzanalysen der Acht- und Dreizehnjährigen kommt hypermotorischem Verhalten jedoch ein eigenständiges Gewicht zu. Dies zeigt, dass die Symptome der Hyperaktivitäts- und Aufmerksamkeitsstörungen nicht allein über ihre Korrelation mit Störungen des Sozialverhaltens einen signifikanten Beitrag zur Vorhersage von Substanzmissbrauch leisten. Aus den vorgelegten Daten fand sich kein Hinweis auf bedeutende Symptome aus dem introversiven emotionalen Bereich. Eine frühzeitige und effektive Behandlung der Störungen des Sozialverhaltens und hyperkinetischer Störungen muss als eine Form der Prävention von Substanzmissbrauch angesehen werden.

Literatur

Abrantes, A. M. (2002): Multiple pathways from ADHD to substance use disorders in adolescents. Dissertation Abstracts International: Section B: The Sciences & Engineering 63(4-B): 2048.

Adalbjarnardottir, S.; Rafnsson, F. D. (2002): Adolescent antisocial behavior and substance use: Longitudinal analyses. Addictive Behaviors 27(2): 227–240.

Armstrong, T. D.; Costello, E. J. (2002): Community studies on adolescent substance use, abuse, or dependence and psychiatric comorbidity. Journal of Consulting & Clinical Psychology, Special Issue: Impact of childhood psychopathology interventions on subsequent substance abuse 70(6): 1224–1239.

Brook, J. S.; Whiteman, M.; Finch, S.; Cohen, P. (1996): Young adult drug use and delinquency: Childhood antecedents and adolescent mediators. Journal of the American Academy of Child & Adolescent Psychiatry 35: 1584–1592.

Flory, K.; Lynam, D. R. (2003): The relation between attention deficit hyperactivity disorder and substance abuse: What role does conduct disorder play? Clinical Child & Family Psychology Review 6(1): 1–16.

Flory, K.; Milich, R.; Lynam, D. R. (2003): Relation between childhood disruptive behavior disorders and substance use and dependence symptoms in young adulthood: Individuals with symptoms of attention-deficit/hyperactivity disorder are uniquely at risk. Psychology of Addictive Behaviors 17(2): 151–158.

Holly, A.; Türk, D.; Nelson, C. B.; Pfister, H.; Wittchen, H.-U. (1997): Prävalenz von Alkoholkonsum, Alkoholmissbrauch und -abhängigkeit bei Jugendlichen und jungen Erwachsenen. Zeitschrift für Klinische Psychologie 26: 171–178.

Lindenmayer, J. (1999): Alkoholabhängigkeit. Göttingen.

Lynskey, M. T.; Hall, W. (2001): Attention deficit hyperactivity disorder and substance use disorders: Is there a causal link? Addiction 96(6): 815–822.

Perkonigg, A.; Beloch, E.; Garczynski, E., Nelson, C. B.; Pfister, H.; Wittchen, H.-U. (1997): Prävalenz von Drogenmissbrauch und -abhängigkeit bei Jugendlichen und jungen Erwachsenen: Gebrauch, Diagnosen und Auftreten erster Mißbrauchs- und Abhängigkeitsmerkmale. Zeitschrift für Klinische Psychologie 26: 247–257.

von Sydow, K.; Lieb, R.; Pfister, H.; Hoefler, M.; Wittchen, H.-U. (2002): What predicts incident use of cannabis and progression to abuse and dependence? A 4-year prospective examination of risk factors in a community sample of adolescents and young adults. Drug and Alcohol Dependence 68: 49–64.

White, H. R.; Xie, M.; Thompson, W. (2001): Psychopathology as a predictor of adolescent drug use trajectories. Psychology of Addictive Behaviors 15(3): 210–218.

Karl-Heinz Brisch

Störungsspezifische Diagnostik und Psychotherapie von Bindungsstörungen

Der englische Psychiater und Psychoanalytiker John Bowlby gründete in den fünfziger Jahren die Bindungstheorie (Bowlby 1958). Diese besagt, dass der Säugling im ersten Lebensjahr auf der Grundlage eines biologisch angelegten Verhaltenssystems eine starke emotionale Bindung zu einer Hauptbezugsperson entwickelt. Das Bindungsverhalten drückt sich besonders im Suchen des Säuglings nach der Bindungsperson, Weinen, Nachlaufen, Festklammern an der Bindungsperson aus und wird durch Trennung von der Bindungsperson sowie durch äußere oder innere Bedrohung und Gefahr aktiviert. Ist die Hauptbindungsperson nicht erreichbar, so können auch andere sekundäre Bezugspersonen anstelle dieser ersatzweise aufgesucht werden, wie etwa der Vater, die Großmutter, die Tagesmutter. Für das unselbstständige menschliche Neugeborene und Kleinkind ist die Schutzfunktion durch eine Bezugsperson von lebenserhaltender Bedeutung. Die Pflegeperson bietet als zuverlässige Bindungsperson in Gefahrensituationen einen »sicheren Hafen«. Dorthin kann sich der menschliche Säugling retten und Schutz und Hilfe erwarten (Bowlby 1975, 1976, 1983). Das Bindungssystem, das sich im ersten Lebensjahr entwickelt, bleibt während des gesamten Lebens aktiv. Deshalb suchen auch Erwachsene in Gefahrensituationen die Nähe zu anderen Personen auf, von denen sie sich Hilfe und Unterstützung erwarten (Brisch 1999; Parkes et al. 1991).

Werden diese Bedürfnisse befriedigt, so wird das Bindungssystem beruhigt und es kann als Ergänzung zum Bindungssystem das System der »Exploration« aktiviert werden. Ein Säugling, der sich sicher und geborgen fühlt, kann zum Beispiel von der Mutter als »sicherem Hafen« aus seine Umwelt erforschen. Droht ihm dort aber Gefahr, kann er jederzeit auf seine Mutter als »sichere emotionale Basis« zurückgreifen. Ohne sichere emotionale Bindung ist keine offene uneingeschränkte Exploration möglich.

Ursachen von Bindungsstörungen

Wenn pathogene Erfahrungen des Kindes, wie Deprivation, Misshandlung, Verlust und Gewalt, nur vorübergehend oder phasenweise auftreten, können sie häufig mit desorganisiertem Bindungsverhalten assoziiert sein. Sind sie dagegen *das* vorherrschende frühe Interaktionsmuster mit den Bindungspersonen und wurden die pathogenen Bindungserfahrungen über mehrere Jahre gemacht, können hieraus Bindungsstörungen resultieren. Selbst nach Milieuwechsel, etwa durch Adoption, und unter besseren emotionalen familiären Bedingungen können diese weiter bestehen bleiben und eine hohe Belastung für die neue Adoptiveltern-Kind-Beziehung darstellen (Steele et al. 2002). Bindungsstörungen lassen oftmals wegen der extremen Verzerrungen im Verhaltensausdruck die verborgenen Bindungsbedürfnisse der Kinder nicht mehr erkennen und können sich im schlimmsten Fall zu überdauernden psychopathologischen Mustern einer schweren Persönlichkeitsstörungen verfestigen (Brisch u. Hellbrügge 2003).

Die längsschnittlichen Untersuchungen über die emotionale Entwicklung von Säuglingen und Vorschulkindern, die unter den Bedingungen schwerer früher Deprivation in rumänischen Heimen aufgewachsen waren und dann von englischen und kanadischen Familien adoptiert wurden, sind für das Verständnis der Entwicklung von Bindungsstörungen von großer Bedeutung. Diese Kinder litten teilweise auch Jahre nach der Adoption noch an den Symptomen von ausgeprägten reaktiven Bindungsstörungen mit zusätzlichen Störungen in der Aufmerksamkeit und Überaktivität. Weiterhin zeigten sie solche Verhaltensstörungen, die den Symptomen aus dem autistischen Erkrankungsspektrum ähnelten (Rutter et al. 1999, 2001). Obwohl sich bei 20 Prozent der Kinder eine Tendenz zur emotionalen Normalisierung im weiteren Entwicklungsverlauf zeigte, fand sich insgesamt eine hohe Stabilität für die pathologische Symptomatik der Aufmerksamkeitsdefizit-/Hyperaktivitätsstörung (ADHD) auch unter den emotional günstigeren Adoptionsbedingungen (O'Connor et al. 1999). Je länger die Erfahrung der frühen Deprivation unter Heimbedingungen gewesen war, desto ausgeprägter waren die ADHD-Symptome. Es bestand ein signifikanter Zusammenhang zwischen der Ausprägung der ADH-Störung und den Symptomen einer Bindungsstörung. Die gefundenen Effekte konnten nicht durch schlechte Ernährung, niedriges Geburtsgewicht oder kognitive Defizite der Kinder erklärt werden (Kreppner et al. 2001). Diesen Befunden entspricht auch die klinische Erfahrung, dass Kinder mit Bindungsstörungen extreme traumatische Erfahrungen in Bindungsbeziehungen durchgemacht haben.

Diagnose der Bindungsstörungen

In der klinisch psychotherapeutischen Arbeit sehen wir Kinder und auch Jugendliche, die ausgeprägte Störungsvarianten in ihrem Bindungsverhalten aufweisen, die als Psychopathologie diagnostiziert werden. Zwei extreme Formen der reaktiven Bindungsstörung können auch nach ICD-10 (Dilling et al. 1991) klassifiziert und diagnostiziert werden: eine Form mit Hemmung (F94.1) und eine mit Enthemmung (F94.2) des Bindungsverhaltens. Als einzige Ausnahme in der gesamten ICD-10 werden bei Bindungsstörungen Ursachen für die Entstehung der Störung angegeben. Ausdrücklich werden Erfahrungen im Zusammenhang mit schwerer Deprivation, Missbrauch und Misshandlung als unmittelbarer Grund für die Entwicklung von psychopathologischen Symptomen einer Bindungsstörung aufgeführt. Eine Bindungsstörung mit Symptomen einer »Enthemmung« mit indifferentem Pseudo-Bindungsverhalten gegenüber unbekannten Personen wird ursächlich als Folge eines vielfach wechselnden Betreuungssystems in den ersten Lebensjahren gesehen. Auch Gedeih- und Wachstumsstörungen als Ausdruck einer schweren psychosomatischen Erkrankung können nach ICD-10 in diesem Zusammenhang gefunden werden, die aber nicht als ein eigenständiger Typus einer Bindungsstörung im ICD-10 klassifiziert werden.

Eine Bindungsstörung sollte allerdings nicht vor dem achten Lebensmonat wegen der in diesem Alter bekannten »Fremdenangst«, die eine entwicklungsbedingte Durchgangsphase mit Angst des Säuglings gegenüber Fremden ist, diagnostiziert werden. Die psychopathologischen Auffälligkeiten sollten mindestens über einen Zeitraum von sechs Monaten und in verschiedenen Beziehungssystemen beobachtet worden sein.

Nach O'Connor und Zeanah (2003a, 2003b) besteht zurzeit eine breite Diskussion über die methodischen Möglichkeiten und Schwierigkeiten der Diagnostik von Bindungsstörungen und der Erfassung von zusätzlichen Typologien oder Kategorien, die über die jetzigen diagnostischen Möglichkeiten der ICD-10-Diagnostik hinausgehen. Da Bindungsstörungen ursächlich nach frühen traumatischen Erfahrungen des Kindes auftreten können, besonders wenn diese in der Beziehung zu Bindungspersonen erlebt wurden, könnten Bindungsstörungen auch als eine spezifische Form der posttraumatischen Belastungsstörung gesehen werden, die nach Traumaerfahrungen in psychopathologischen Auffälligkeiten zum Ausdruck kommt, wenn das Bindungssystem in bindungsrelevanten Kontexten aktiviert wird (Brisch 2003; Brisch u. Hellbrügge 2003).

Weitere, in den internationalen Klassifikationssystemen bisher nicht erfasste Formen von Bindungsstörungen können sich nach Brisch (1999c, 2002b) klinisch dadurch äußern, dass Kinder *kein Bindungsverhalten (Typ I)* zeigen. Auch in Bedrohungssituationen wenden sie sich an keine Bezugsperson, in Trennungssituationen zeigen sie keinen Trennungsprotest.

Eine weitere Form ist durch *undifferenziertes Bindungsverhalten (Typ IIa)* gekennzeichnet. Solche Kinder zeigen eine soziale Promiskuität: Sie zeichnen sich durch undifferenzierte Freundlichkeit gegenüber allen Personen aus. Sie suchen in Stresssituationen zwar Trost, aber ohne die Bevorzugung einer bestimmten Bindungsperson. Jeder, der sich in ihrer Nähe befindet, kann sie auf den Arm nehmen und trösten, auch eine absolut fremde Person.

Andere Kinder neigen zu einem deutlichen *Unfallrisikoverhalten (Typ IIb)*: In Gefahrensituationen suchen sie nicht eine sichernde Bindungsperson auf, sondern begeben sich vielmehr durch zusätzliches Risikoverhalten in unfallträchtige Situationen. Auf diese Weise mobilisieren sie das Fürsorgeverhalten etwa ihrer Eltern, die nur angesichts der massiven Unfallbedrohung oder realen Verletzung ihres Kindes adäquates Bindungsverhalten zeigen.

Eine weitere Form der Bindungsstörung drückt sich durch *übermäßiges Klammern (Typ III)* aus. Diese Kinder, obwohl schon im Vorschulalter, sind nur in absoluter, fast körperlicher Nähe zu ihrer Bezugs- und Bindungsperson wirklich ruhig und zufrieden. Sie sind aber dadurch in ihrem freien Spiel und in ihrer Erkundung der Umgebung entsprechend eingeschränkt, weil sie immer auf die Anwesenheit der Bindungsperson angewiesen sind. Sie wirken insgesamt sehr ängstlich und können sich kaum von ihrer Bindungsperson trennen, sodass sie in der Regel keinen Kindergarten besuchen oder außerhalb des familiären Rahmens bei anderen Kindern spielen können. Sie haben somit selten Freunde und wachsen von Gleichaltrigen sozial isoliert auf. Unvermeidlichen Trennungen setzen sie massiven Widerstand entgegen und reagieren mit größtem Stress und panikartigem Verhalten.

Andere Kinder wiederum sind im Beisein ihrer Bindungsperson übermäßig angepasst und in ihrem Bindungsverhalten *gehemmt (Typ IV)*. Sie reagieren in *Abwesenheit* der Bezugsperson weniger ängstlich als in deren Gegenwart und können in der Obhut von fremden Personen besser ihre Umwelt erkunden als in Anwesenheit ihrer vertrauten Bindungs- und Bezugsperson. Besonders Kinder etwa nach körperlicher Misshandlung und bei Erziehungsstilen mit körperlicher Gewaltanwendung oder -androhung reagieren auf diese Art und Weise.

Bei einem weiteren Stil der Bindungsstörung verhalten sich Kinder oft *aggressiv (Typ V)* als Form der Bindungs- und Kontaktaufnahme. Solche Kinder haben zwar eine mehr oder weniger bevorzugte Bindungsperson, aber sowohl mit dieser als auch mit anderen Menschen nehmen sie über aggressive Interaktionsformen sowohl körperlicher als auch verbaler Art Kontakt auf. Dies führt aber in der Regel zur Zurückweisung, da der versteckte Bindungswunsch nicht gesehen wird. Auf diese Weise entsteht schnell ein Teufelskreis, der die zugrunde liegenden emotionalen Bedürfnisse verdeckt.

Manchmal ist die Bindungsstörung dadurch gekennzeichnet, dass es zu einer *Rollenumkehr (Typ VI)* kommt. Diese Kinder müssen dann für ihre Eltern, die zum Beispiel körperlich erkrankt sind oder an Depressionen mit Suizidabsichten und Ängsten leiden, als sichere Basis dienen. Diese Kinder können ihre Eltern nicht als Hort der Sicherheit benutzen, vielmehr müssen sie selbst diesen die notwendige emotionale Sicherheit geben. Dies hat zur Folge, dass die Ablösungsentwicklung der Kinder gehemmt und verzögert wird und eine große emotionale Verunsicherung besteht: Diese Kinder wenden sich in eigenen Gefahrensituationen und psychischer Not etwa nicht an ihre Bindungspersonen, da sie dort keine Hilfe erwarten, weil diese mit sich und ihren Bedürfnissen ganz beschäftigt sind und den Kindern vielmehr Grund zur Sorge geben.

Im Rahmen von Bindungsstörungen kann es auch zur Ausbildung von psychosomatischen Störungen kommen, wie etwa mit Schrei-, Schlaf- und Essproblemen im Säuglingsalter, oder auch zu ausgeprägten psychosomatischen Reaktionen im Kleinkindalter, wie etwa zur psychogenen Wachstumsretardierung bei emotionaler Deprivation oder zu multiplen somatoformen Störungen *(Typ VII)* (Brisch 2002a).

Störungsspezifische Methoden der Diagnostik

Säuglings- und Kleinkindalter

Im Säuglingsalter kann das Bindungsverhalten mit der Methode der *Fremden Situation* von Ainsworth (Ainsworth et al. 1978) valide und reliabel zwischen dem 12. und 19. Lebensmonat erfasst werden. Diese Laboruntersuchung ermöglichte es in vielen Längsschnittstudien, das Bindungsverhalten der Kinder in die Bindungsqualitäten von sicher, unsicher-vermeidend sowie unsicher-ambivalent zu klassifizieren (van IJzendoorn u. Kroonenberg 1988).

Werden die Bedürfnisse des Säuglings in einer von Ainsworth (1977) geforderten feinfühligen Art und Weise von einer Pflegeperson beantwortet, so besteht eine große Wahrscheinlichkeit, dass der Säugling zu dieser Person im Lauf des ersten Lebensjahrs eine *sichere Bindung* entwickelt. Dies bedeutet, dass er diese spezifische Person bei Bedrohung und Gefahr als »sicheren Hort« und mit der Erwartung von Schutz und Geborgenheit aufsuchen wird.

Wird die Pflegeperson eher mit Zurückweisung auf seine Bindungsbedürfnisse reagieren, so besteht eine höhere Wahrscheinlichkeit, dass der Säugling sich an diese Pflegeperson mit einer *unsicher-vermeidenden* Bindungshaltung bindet. Ein unsicher-vermeidend gebundenes Kind wird in Notsituationen eher die Bindungsperson meiden oder nur wenig von seinen Bindungsbedürfnissen äußern. Es hat eine Anpassung an die Verhaltensbereitschaften seiner Bindungsperson gefunden, das heißt, Nähewünsche werden von ihm erst gar nicht so intensiv geäußert, da der Säugling gelernt hat, dass diese von der Pflegeperson auch nicht so intensiv mit Bindungsverhalten im Sinne eines Gewähren von Schutz und Geborgenheit beantwortet werden. Diese Erfahrung hat er in einem spezifischen »inneren Arbeitsmodell von Bindung« gespeichert, sodass er entsprechend in bindungsrelevanten Situationen auch mit anderen Personen ähnlich nach diesem Muster reagiert. Auch die anderen Verhaltensweisen der verschiedenen Bindungsmuster werden in entsprechenden »inneren Arbeitsmodellen« hinterlegt, sodass dem jeweiligen Verhalten des Kindes eine psychische Repräsentation entspricht. Ein vermeidendes »inneres Arbeitsmodell von Bindung« führt aber zu einer erhöhten inneren Stressbelastung des Säuglings, die etwa an erhöhten Werten des Stresshormons Kortisol im Speichel der Kinder gemessen werden kann (Spangler u. Schieche 1995).

Werden die Signale manchmal zuverlässig und feinfühlig, ein anderes Mal aber eher mit Zurückweisung und Ablehnung beantwortet, so entwickelt sich eine *unsicher-ambivalente* Bindungsqualität zur Pflegeperson, zum Beispiel zur Mutter. Diese Säuglinge mit einer unsicher-ambivalenten Bindung reagieren auf Trennungen von ihrer Hauptbindungsperson mit einer intensiven Aktivierung ihres Bindungssystems, indem sie lautstark weinen und sich intensiv an die Bindungsperson klammern. Über lange Zeit sind sie kaum zu beruhigen und können nicht mehr zum Spiel in ausgeglichener emotionaler Verfassung zurückkehren. Während sie sich einerseits an die Mutter klammern, zeigen sie andererseits aber auch aggressives Verhalten. Wenn sie etwa bei der Mutter auf dem Arm sind, strampeln sie und treten nach der Mutter mit den Füßchen, während sie gleichzeitig mit ihren Ärmchen klammern und Nähe suchen. Dieses Verhalten wird als Ausdruck ihrer Bindungsambivalenz interpretiert.

Erst später wurde noch ein weiteres Bindungsmuster gefunden, das als *desorganisiertes und desorientiertes* Muster bezeichnet wurde. Diese Kinder haben keine aktuelle kohärente Bindungsverhaltensstrategie zur Verfügung. Main (2002, 1991) betrachtet dieses Muster als eine Zusatzklassifikation zu einer zugrunde liegenden Bindungsstrategie, wenn das desorganisierte Verhalten des Kindes in der Wiedervereinigung der Fremden Situation eine bestimmte Häufigkeit und Intensität überschreitet. Andere Bindungsforscher dagegen plädieren dafür, von einer eigenständigen vierten *unsicher-desorganisierten* Bindungsstrategie auszugehen, wenn das desorganisierte Verhalten in der Auswertung einen Grenzwert überschreitet und das Verhalten des Kindes sehr deutlich – trotz einer erkennbaren basalen Bindungsstrategie – bestimmt (Solomon u. George 1999). Bereits mit zwölf Monaten sind in der Fremden Situation Bindungsstörungen unterschiedlicher Art beim Säugling erkennbar, die von dem organisierten sowie dem desorganisierten Bindungsmuster eindeutig abgegrenzt werden können.

Vorschul- und Grundschulalter

Für die Altersgruppe von circa vier bis zehn Jahren wird das Puppenspiel mit dem *Geschichten-Ergänzungs-Verfahren* angewandt. Diese Methode wurde ursprünglich von Bretherton (Bretherton et al. 1990, 1997, 2001) entwickelt und existiert inzwischen in vielen Varianten (s. a. Gloger-Tippelt et al. 2002). Die Grundidee ist es, den Kindern nur den Anfang von kurzen Geschichten mithilfe von Püppchen auf einem Puppenspielbrett oder auch mithilfe eines Puppenhauses (Green et al. 2000) anzuspielen. Diese so genannten Stammgeschichten (»story stems«), die von den Kindern mit einem eigenen Narrativ ergänzend zu Ende gespielt und erzählt werden sollen, haben jeweils bindungsrelevante Inhalte. Auf diese Weise triggern sie das »innere Bindungsarbeitsmodell« des Kindes. In der Variante des Verfahrens von George (George u. Solomon 1998, 1994) und dem dazugehörigen Auswertungsverfahren können die Bindungsrepräsentationen der Sechs- bis Zehnjährigen auch im Hinblick auf Abwehrprozesse und ungelöste Traumata untersucht werden. So gelingt es, den Einfluss von ungelösten traumatischen Erfahrungen der Kinder auf die psychopathologische Entwicklung der Bindung zu erforschen. Bindungsstörungen spiegeln sich in der Art und Weise der gespielten Geschichte wider, indem etwa das Kind im Spiel nach dem Muster der Bindungsstörung mit Rollenumkehr für die Erwachsenen Hilfe, Schutz und Sicherheit gewährleistet.

Präpubertät und Adoleszenz

Ab etwa dem zehnten Lebensjahr besteht die Möglichkeit, Kinder mit einem *Kinder-Bindungs-Interview* von Target (2002) zu untersuchen, das eine Adaptation des Erwachsenen-Bindungs-Interviews von Main (Main u. Goldwyn 1982–1998) für Kinder darstellt. Dieses Interview enthält in kindgerechter Formulierung ähnliche Fragen wie die Erwachsenenversion und wird in ähnlicher Weise unter linguistischen Aspekten ausgewertet. Es können ebenfalls Abwehrprozesse und ungelöste traumatische Erfahrungen der Kinder erfasst werden. Ebenso können die selbstreflexiven Funktionen der Kinder ausgewertet werden, wie sie nach Fonagy (1998; s. a. Daudert 2002; Fonagy et al. 1991; Fonagy u. Target 1997) auch für das Erwachsenen-Bindungs-Interview zur Auswertung kommen.

Auf der Basis des von Zeanah (2001) entwickelten »Disorders of Attachment Interview« wurde eine deutsche Version als Fragebogen konzipiert (Brisch 2001), mit dem speziell durch Befragung der Eltern ein Screening auf Bindungsstörungen der Kinder ermöglicht werden soll. Dieser Fragebogen wurde in einer Pilotstudie angewendet (Kroesen et al. 2003; Kügel et al. 2003) und zeigte eine hohe Korrelation mit dem parallel eingesetzten Fragebogen für Stärken und Schwächen der Kinder (Goodman 2001; Goodman et al. 2000).

Übergänge zwischen Normalität, Adaptation und Störung der Bindung

Die sichere oder unsichere Bindungsentwicklung werden im Kindesalter als zwei Kategorien innerhalb eines Spektrums einer nomalen Bindungsadaption betrachtet, denen jeweils ein kohärentes inneres Arbeitsmodell von Bindung zugrunde liegt. Dagegen zeichnet sich ein desorganisiertes Bindungsverhalten dadurch aus, dass inkohärente, stereotype und dissoziative Verhaltensweisen in einem bindungsrelevanten Kontext neben Phasen der organisierten, kohärenten Bindungsmuster auftreten. Eine Diagnose der Bindungsdesorganisation wird nur gestellt, wenn das Ausmaß dieser Störungsverhaltensweisen auf einer Ratingskala einen Grenzwert überschreiten und damit so häufig vorkommen, dass organisierte Verhaltensweisen nur noch kaum feststellbar sind. Theoretisch geht man davon aus, dass bei einer desorganisierten Bindung aufgrund inkonsistenter Bindungserfahrungen verschiedene Arbeitsmodelle von Bindung nebeneinander existieren und auch gleichzeitig in stressvollen bindungsrelevanten Situationen aktiviert werden können. Da aber kein Modell eindeutig dominiert, kommt es zu einem chaotischen Wechsel zwischen noch normalen oder bereits eindeutig desorganisierten Verhaltensweisen, die beim Beobachter des Kindes eine entsprechende Irritation bis Verwirrung auslösen. Somit stellen desorganisierte Bindungsmuster eine Übergangsphase dar zwischen organisierten Bindungsmustern (sicher versus unsicher) und Bindungsstörungen, die eindeutig der Psychopathologie zuzuordnen sind. Das desorganisierte Muster ist in seiner Instabilität und seinen unvorhersagbaren Wechseln zwischen normalen und auffälligen Verhaltensweisen einer Übergangsphase vergleichbar, wie wir sie in der Medizin auch bei der Entwicklung von somatischen Erkrankungen kennen. Wenn sich etwa eine Herzrhythmusstörung entwickelt, findet sich vor der pathologischen Fixierung der Herzrhythmusstörung eine Übergangsphase, in der normale und bereits pathologische Muster in unterschiedlichem Ausmaß nebeneinander existieren, ohne dass das durchgehende Muster weder eindeutig dem normalen noch dem pathologischen Bereich zuzuordnen wäre. Die pathologischen Muster zeigen sich manchmal nur unter besonderen Stressbelastungen. Bei Dauerbelastung kann es schließlich zu einer Fixierung der Pathologie kommen, die dann wiederum eindeutig ein erkennbares und reproduzierbares Störungsmuster abbildet.

Bindungsrepräsentation (Bindungshaltung) der Bezugsperson

Da die psychische Entwicklung von Kindern durch die psychopathologischen Auffälligkeiten ihrer Bezugspersonen beeinflusst wird, ist es sinnvoll, auch die Bindungsrepräsentation der Bezugspersonen von Kindern mit Bindungsstörungen zu untersuchen.

Durch ein spezifisches, halb strukturiertes Erwachsenen-Bindungs-Interview gelang es, auch einen Aufschluss über die Bindungshaltung der Erwachsenen zu gewinnen. Es fanden sich ähnliche Bindungsstile wie bei den Kindern (George et al. 1985; Main u. Goldwyn, in Vorb.).

Erwachsene mit einer *sicheren* Bindungshaltung können im Interview frei und in einem kohärenten Sprachfluss über ihre Erfahrungen von Bindung, Verlust und Trauer sprechen, die sie mit ihren Eltern und wichtigen Bezugspersonen erlebt haben.

Erwachsene mit einer *unsicher-distanzierten* Bindungshaltung weisen zwischenmenschlichen Beziehungen und emotionalen Bindungen wenig Bedeutung zu oder sie sprechen über ihre Eltern in einer sehr idealisierten Weise, ohne dass sie diese Schilderung mit konkreten narrativen Erlebnissen stimmig belegen könnten.

Erwachsene mit einer *unsicher-verstrickten* Bindungshaltung zeigen im Interview durch eine langatmige, oft inkohärente Geschichte und Beschreibung ihrer vielfältigen Beziehungen, wie emotional verstrickt sie zum Beispiel mit ihren Eltern und anderen Beziehungen bis zum Erwachsenenalter noch sind. In den Schilderungen mischen sich intensive Affekte von Wut, Trauer und Enttäuschung, ohne dass ein Ansatz zu einer bisherigen Verarbeitung und Integration der Erlebnisse mit den Bezugspersonen erkennbar wird.

Es wurde später noch ein weiteres Bindungsmuster in Zusammenhang mit ungelösten, traumatischen Erlebnissen gefunden, wie etwa nach *unverarbeiteten Verlusten* sowie nach *Missbrauchs- und Misshandlungserfahrungen* (Main 1990; Lyons-Ruth 1999; Schuengel 1999; Brisch 2003). Das Interview ist dadurch charakterisiert, dass der Sprachfluss und der Inhalt deutliche Zeichen von Inkohärenz aufweisen, sobald die interviewte Person über das unverarbeitete Trauma spricht. Auch dissoziative Phänomene, wie sie von der posttraumatischen Belastungsstörung bekannt sind, konnten in diesem Zusammenhang im Bindungsinterview beobachtet werden (Fearon u. Mansell 2001; Liotti 1999). Bezugspersonen mit unverarbeiteten Traumaerfahrungen haben bis zu 80 Prozent Kinder mit desorganisierten Bindungsmustern. In einzelnen Fällen, bei denen die Bezugspersonen selbst schwerste Traumatisierungen in ihrer frühen Kindheit erlebt haben, sehen wir auch Bindungsstörungen bei ihren Kindern. Die Interviews dieser Bezugspersonen sind dadurch charakterisiert, dass nicht einzelne abgrenzbare Traumaerfahrungen in einer sonst strukturierten Lebensgeschichte berichtet werden, sondern vielmehr der gesamte Lebenslauf eine einzige »Traumalandkarte« widerspiegelt, die durch Serien von traumatischen Erlebnissen geprägt wurde.

Störungsspezifische Therapie

Die Herstellung einer sicheren »therapeutischen Bindung« ist eine der wesentlichsten Aufgaben des Therapeuten, damit überhaupt ein diagnostischer und später ein therapeutischer Behandlungsprozess in Gang kommen kann. Sie wird auch als ein essenzieller Wirkfaktor für den Erfolg einer Psychotherapie betrachtet (Orlinsky et al. 1994). Wenn der Patient mit Angst als Leitsymptom von psychischer Erkrankung psychotherapeutische Behandlung sucht, ist sein Bindungssystem maximal aktiviert. In dieser Situation überträgt er seine Bindungswünsche auf den Therapeuten, von dem er erwartet, dass dieser für ihn eine sichere emotionale Basis werden möge. Die Art und Weise, wie er sich dem Therapeuten mit dieser Motivation nähert, ist allerdings durch seine Psychopathologie und vor allem durch seine Anteile einer Bindungsstörung verzerrt und lässt oftmals die verborgenen Bindungswünsche in der Übertragung nicht mehr erkennen. Daher ist es notwendig, dass der Therapeut die verschiedenen Varianten von Bindungsstörungen kennt und entsprechend auf den Patienten reagieren kann, ohne dessen Angst in der Interaktion zu vergrößern und damit den Beginn der Therapie und die Entwicklung eines Gefühls von Sicherheit beim Patienten zu erschweren.

Erst nach Herstellung der »therapeutischen Bindung« kann der Patient seine inneren und äußeren, Angst auslösenden Konflikte tiefer gehend explorieren. Ohne ein Gefühl von Sicherheit in der Übertragung zum Therapeuten kann das motivationale System der Exploration nicht sehr gut vom Patienten elaboriert eingesetzt werden. Es würden wesentlich Anteile der Geschichte und der inneren Konflikte dem Therapeuten sowie dem Patienten selbst verborgen bleiben. Hierbei wird ein Schwerpunkt auf Erfahrungen von Trennung, Verlust und Trauma (wie etwa Gewalt, Misshandlung und Vernachlässigung) gelegt, da diese für die Entwicklung der Bindung beim Patienten besonders pathogen gewirkt haben können, wenn sie nicht verarbeitet wurden.

Die mit diesen Erfahrungen verbundenen Gefühle werden im weiteren Verlauf auch in der Übertragung aktiviert werden. Da der Therapeut aber nicht mitagiert, sondern die damit verbundenen Ängste sowie Wut, Scham und Trauer in die therapeutische Beziehung einbringt, können diese wiedererlebt und in einer Halt, Schutz und Sicherheit bietenden Beziehung ausgehalten und im Verlauf integriert werden. Somit macht der Patient mit dem Therapeuten auch neue Beziehungserfahrungen in der realen Interaktion, besonders wenn sein Bindungssystem am Anfang oder Ende der Stunde oder auch bei Trennungen durch Urlaub, Krankheit des Therapeuten aktiviert wird. Diese Situation kann für alte traumatische Erfahrungen des Patienten wie ein »Trigger« wirken und die abgespaltenen Affekte in der Beziehung aktivieren.

Nach einer Bearbeitung der Affekte der vom Patienten real erlebten Traumata kann der Patient in der Regel auch in seinen Alltagsbeziehungen neue Verhaltensweisen realisieren, weil er etwa mit Trennungen und bisher ängstigenden Triggersituationen besser umgehen kann, ohne in eine rigide Abwehr zu gehen oder von Affekten überflutet zu werden. Hier findet auch wieder Trauerarbeit statt, weil der Patient schmerzlich erkennen muss, dass weder bestimmte Erfahrungen der Vergangenheit rückgängig zu machen sind noch die aktuellen Beziehungen vor erneuten, etwa schmerzlichen, Trennungserfahrungen geschützt werden können.

Im Lauf der Therapie wird es so möglich, dass der Patient seine innere Repräsentation von Bindung ändert und etwa statt eines Musters der Bindungsstörung ein unsicher-ambivalentes, aber organisiertes »inneres Arbeitsmodell« von Bindung als neue Form der psychischen Repräsentation aufbaut (Brisch 1999a; Dozier 1990, 2003; Fonagy et al. 1996). Dies wäre im Sinne der psychischen Struktur ein großer Gewinn, weil jede Form der *organisierten* psychischen Repräsentation – auch wenn sie ein unsicheres Bindungsmuster widerspiegelt – mehr psychische und psychosomatische Stabilität verspricht als eine »Bindungsstörung«.

Die Beendigung der Therapie kann gut gelingen, wenn der Patient auf dem Boden der Erfahrung einer sicheren therapeutischen Bindungsbeziehung wesentliche traumatische Erfahrungen durcharbeiten konnte. Mit der Neuerfahrung der erlebten Sicherheit wird er in der therapeutischen Bindung zunehmend intensiver auch die Außenwelt erkunden und die Therapie beendigen wollen. Dabei wird aber in der Abschiedsphase die sichere therapeutische Bindung nicht aufgelöst, sondern der Patient kann sich trennen und verabschieden, bei erneuten schwerwiegenden traumatischen Belastungen aber den Therapeuten als eine Beziehung mit der vorausgegangenen Erfahrung von »Schutz und Sicherheit« wieder aufsuchen. Hieraus kann sich auch eine »Intervallbehandlung« entwickeln. Die Behandlungsepisoden sind in der Regel aber kürzer als die erste Behandlung. Da die therapeutische Bindung fortbestand, kann der Patient rasch an seinen neuen ängstigenden Erfahrungen arbeiten, weil er auf der Erfahrung von Schutz und Sicherheit aus der ersten Behandlung aufbauen und auf diese zurückgreifen kann.

Fazit

Unabhängig von der methodischen Ausbildung des Therapeuten könnte es hilfreich sein, sich bei jedem Patienten auch ein Bild von dessen Bindungsentwicklung und möglichen Störungen aufgrund traumatischer Erfahrungen zu machen. Dies würde es dem Therapeuten und dem Patienten erleichtern, sich darüber bewusst zu werden, wie eventuelle Bindungsstörungen den Aufbau der therapeutischen Bindung belasten oder verzerren können. Der Therapeut müsste sich bewusst sein, dass er vom Patienten als »Bindungsperson« in der Übertragung angesehen wird. Ein Fokus auf traumatische Erfahrungen in der Therapie – unabhängig von der therapeutischen Methode – könnte von Nutzen sein, da solche Erfahrungen das Bindungssystem des Patienten zeitlebens in einem Erregungszustand lassen, wenn sie nicht in einer neuen Bindungsbeziehung, die Schutz und Sicherheit gibt, affektiv wiedererlebt und bearbeitet werden können (s. a. Brisch u. Hellbrügge 2003).

Literatur

Ainsworth, M. D. S. (1977): Feinfühligkeit versus Unempfindlichkeit gegenüber Signalen des Babys. In: Grossmann, K. E. (Hg.), Entwicklung der Lernfähigkeit in der sozialen Umwelt. München, S. 98–107.

Ainsworth, M. D. S.; Blehar, M.; Waters, E.; Wall, S. (1978): Patterns of Attachment: A Psychological Study of the Strange Situation. Hillsdale, NJ.

Bowlby, J. (1958): Über das Wesen der Mutter-Kind-Bindung. Psyche 13: 415–456.

Bowlby, J. (1975): Bindung. Eine Analyse der Mutter-Kind-Beziehung. München.

Bowlby, J. (1976): Trennung. Psychische Schäden als Folge der Trennung von Mutter und Kind. München.

Bowlby, J. (1983): Verlust – Trauer und Depression. Frankfurt a. M.

Bretherton, I.; Oppenheim, D.; Buchsbaum, H.; Emde, R. N. (1990): The MacArthur Story Stem Battery (MSSB) (unveröffentlichtes Manual). University of Wisconsin, Madison.

Bretherton, I.; Page, T.; Golby, B. (1997, April). Narratives of preschoolers from postdivorce families: Gender differences and maternal style. Paper presented at the Biennial Meeting of the Society for Research in Child Development, Washington, DC.

Bretherton, I.; Suess, G. J.; Golby, B.; Oppenheim, D. (2001): Attachment Story Completion Task (ASCT). In: Suess, G. J.; Scheuerer-Englisch, H.; Pfeifer, W.-K. P. (Hg.), Bindungstheorie und Familiendynamik. Gießen, S. 83–124.

Brisch, K. H. (1999): Bindungsstörungen – Von der Bindungstheorie zur Therapie. Stuttgart, 5. Aufl. 2003.

Brisch, K. H. (2001): Fragebogen zu Bindungsstörungen. Unpubliziertes Manuskript. München.

Brisch, K. H. (2002a): Bindungsorientierte psychosomatisch-psychotherapeutische Behandlung von somatoformen Störungen. In: Lehmkuhl, U. (Hg.), Seelische Krankheit im Kindes- und Jugendalter – Wege zur Heilung. 27. Kongress der Deutschen Gesellschaft für Kinder- und Jugendpsychiatrie und Psychotherapie, Berlin. Göttingen, S. 33.

Brisch, K. H. (2002b): Klassifikation und klinische Merkmale von Bindungsstörungen. Monatsschrift für Kinderheilkunde 150: 140–148.

Brisch, K. H. (2003): Bindungsstörungen und Trauma. Grundlagen für eine gesunde Bindungsentwicklung. In: Brisch, K. H.; Hellbrügge, T. (Hg.), Bindung und Trauma. Risiken und Schutzfaktoren für die Entwicklung von Kindern. Stuttgart, S. 105–135.

Brisch, K. H.; Hellbrügge, T. (Hg.) (2003): Bindung und Trauma. Risiken und Schutzfaktoren für die Entwicklung von Kindern. Stuttgart.

Daudert, E. (2002): Die Reflective Self Functioning Scale. In: Strauß, B.; Buchheim, A.; Kächele, H. (Hg.), Klinische Bindungsforschung. Stuttgart/New York, S. 54–67.

Dilling, H.; Mombour, W.; Schmidt, M. H. (1991): Internationale Klassifikation psychischer Störungen. ICD-10 Kapitel V (F). Klinisch-diagnostische Leitlinien. Bern/Göttingen/Toronto.

Dozier, M. (1990): Attachment organization and treatment use for adults with serious psychopathological disorders. Development and Psychopathology 2: 47–60.

Dozier, M. (2003): Attachment-based treatment for vulnerable children. Attachment & Human Development 5(3): 253–257.

Fearon, R. M. P.; Mansell, W. (2001): Cognitive perspectives on unresolved loss: Insights from the study of PTSD. Bulletin of the Menninger Clinic 65 (3): 380–396.

Fonagy, P. (1998): Metakognition und Bindungsfähigkeit des Kindes. Psyche 52(4): 349–368.

Fonagy, P.; Leigh, T.; Steele, M.; Steele, H.; Kennedy, R.; Mattoon, G.; Target, M.; Gerber, A. (1996): The relation of attachment status, psychiatric classification and response of psychotherapy. Journal of Consulting and Clinical Psychology 64: 22–31.

Fonagy, P.; Steele, M.; Steele, H.; Moran, G. S.; Higgitt, A. C. (1991): The capacity for understanding mental states: The reflective self in parent and child and its significance for security of attachment. Infant Mental Health Journal 12(3): 201–218.

Fonagy, P.; Target, M. (1997): Attachment and reflective function: Their role in self-organization. Development and Psychopathology 9(4): 679–700.

George, C.; Kaplan, N.; Main, M. (1985): The Attachment Interview for Adults (unveröffentlichtes Manuskript). University of California, Berkeley.

George, C.; Solomon, J. (1998): Attachment disorganization at age six: Differences in doll play between punitive and caregiving children (unveröffentlichtes Manuskript). Mills College, Oakland.

George, C.; Solomon, S. (1994): Six-year-old attachment doll play procedures and classification system (unveröffentlichtes Manuskript). Mills College, Oakland, CA.

Gloger-Tippelt, G.; Gomille, B.; König, L.; Vetter, J. (2002): Attachment representations in 6-year-olds: Related longitudinally to the quality of attachment in infancy and mothers' attachment representations. Attachment & Human Development 4(3): 318–339.

Goodman, R. (2001): Psychometric properties of the Strengths and Difficulties Questionnaire. Journal of the American Academy of Child and Adolescent Psychiatry 40(11): 1337–1345.

Goodman, R.; Renfrew, D.; Mullick, M. (2000): Predicting type of psychiatric disorder from Strengths and Difficulties Questionnaire (SDQ) scores in child mental health clinics in London and Dhaka. European Child & Adolescent Psychiatry 9: 129–134.

Green, J.; Stanley, C.; Smith, V.; Goldwyn, R. (2000): A new method of evaluation attachment representations in young school-age children: The Manchester Child Attachment Story Task. Attachment & Human Development 2(1): 48–70.

Kreppner, J. M.; O'Connor, T. G.; Rutter, M.; The English and Romanian Adoptees Study Team (2001): Can inattention/overactivity be an institutional deprivation syndrome? Journal of Abnormal Child Psychology 29(6): 513–528.

Kroesen, S.; Kügel, C.; Thaler, D.; Wörle, S.; Brisch, K. H. (2003): Traumaerfahrungen und posttraumatische Belastungen bei Kindern in stationärer pädiatrischer

Behandlung. In: Lehmkuhl, U. (Hg.), Therapie in der Kinder- und Jugendpsychiatrie: Von den Therapieschulen zu störungsspezifischen Behandlungen. Göttingen, S. 35.

Kügel, C.; Kroesen, S.; Thaler, D.; Wörle, S.; Brisch, K. H. (2003): Bindungsstörungen bei Kindern in stationärer pädiatrischer Behandlung. In: Lehmkuhl, U. (Hg.), Therapie in der Kinder- und Jugendpsychiatrie: Von den Therapieschulen zu störungsspezifischen Behandlungen. Göttingen, S. 35.

Liotti, G. (1999): Disorganization of attachment as a model for understanding dissociative psychopathology. In: Solomon, J.; George, C. (Hg.), Attachment Disorganization. New York/London, S. 291–317.

Lyons-Ruth, K.; Jacobvitz, D. (1999): Attachment disorganization: Unresolved loss, relational violence, and lapses in behavioral and attentional strategies. In: Cassidy, J.; Shaver, P. R. (Hg.), Handbook of attachement. Theory, research and clinical applications. New York, London: Guilford, S. 520–554.

Main, M.; Goldwyn, R. (1982–1998): Adult attachment interview: Soring and classification manual (unveröffentlichtes Manual). University of California, Berkeley.

Main, M.; Hesse, E. (1990): The insecure disorganized/disoriented attachment pattern in infancy: Precursors and sequelae. In: Greenberg, M.; Cicvhetti, D.; Cummings, E. M. (Hg.), Attachment during the preschool years: Theory, research, and intervention. Chicago, S. 161–182.

Main, M. (2002): Organisierte Bindungskategorien von Säugling, Kind und Erwachsenen – Flexible bzw. unflexible Aufmerksamkeit unter bindungsrelevantem Streß. In: Brisch, K.; Grossmann, K. E.; Grossmann, K.; Köhler, L. (Hg.), Bindung und seelische Entwisckluntgswege – Grundlagen, Prävention und klinische Praxis. Stuttgart, S. 165–218.

Main, M.; Goldwyn, R. (in Vorb.): Adult Attachment Scoring and Classification Systems. In: Main, M. (Hg.), Assessing Attachment through Discourse, Drawings and Reunion Situations. New York.

O'Connor, T. G.; Bredenkamp, D.; Rutter, M. (1999): Attachment disturbances and disorders in children exposed to early severe deprivation. Infant Mental Health Journal 20(1): 10–29.

O'Connor, T. G.; Zeanah, C. H. (2003a): Attachment disorders: Assessment strategies and treatment approaches. Attachment & Human Development 5(3): 223–244.

O'Connor, T. G.; Zeanah, C. H. (2003b): Current perspectives on attachment disorders: Rejoinder and synthesis. Attachment & Human Development 5(3): 321–326.

Orlinsky, D. E.; Grawe, K.; Parks, B. K. (1994): Process and outcome in psychotherapy – noch einmal. In: Bergin, A. E.; Garfield, S. L. (Hg.), Handbook of Psychotherapy and Behavior Change. 4. Aufl. New York, S. 270–376.

Parkes, C. M.; Stevenson-Hinde, J.; Marris, P. (Hg.)(1991): Attachment across the life cycle. London/New York.

Rutter, M.; Andresen-Wood, L.; Beckett, C.; Bredenkamp, D.; Castle, J.; Groothues, C.; Kreppner, J. (1999): Quasi-autistic patterns following severe early global privation. Journal of Child Psychology and Psychiatry 40(4): 537–549.

Rutter, M.; Kreppner, J. M.; O'Connor, T. G.; English and Romanian Adoptees

(ERA) Study Team (2001): Specificity and heterogeneity in children's responses to profound institutional privation. British Journal of Psychiatry 179: 97–103.
Schuengel, C.; van Ijzendoorn, M. H.; Bakermans-Kranenburg, M. J.; Bloom, M. (1999): Attachment and loss: Frightening maternal behavior linking unresolved loss and disoranized infant attachment. Journal of Consulting and Clinical Psychology 67: 54–63.
Solomon, J.; George, C. (1999): The place of disorganization in attachment theory: Linking classic observations with contemporary findings. In: Solomon, J.; George, C. (Hg.), Attachment Disorganization. New York/London, S. 3–32.
Spangler, G.; Schieche, M. (1995): Psychobiologie der Bindung. In: Spangler, G.; Zimmermann, P. (Hg.), Die Bindungstheorie. Grundlagen, Forschung und Anwendung. Stuttgart, S. 297–310.
Steele, M.; Hodges, J.; Kaniuk, J.; Henderson, K.; Hillman, S.; Bennett, P. (2002): Weitererzählungen von Geschichten als Methode zur Erfassung der inneren Welt des Kindes – Implikationen für die Adoption. In: Brisch, K. H.; Grossmann, K. E.; Grossmann, K.; Köhler, L. (Hg.), Bindung und seelische Entwicklungswege – Grundlagen, Prävention und klinische Praxis. Stuttgart, S. 339–352.
Target, M.; Shmueli-Goetz, Y.; Fonagy, P. (2002): Bindungsrepräsentanzen bei Schulkindern – Entwicklung des Bindungsinterviews für Kinder. In: Brisch, K. H.; Grossmann, K. E.; Grossmann, K.; Köhler, L. (Hg.), Bindung und seelische Entwicklungswege – Grundlagen, Prävention und klinische Praxis. Stuttgart, S. 109–124.
van IJzendoorn, M. J.; Kroonenberg, P. M. (1988): Cross-cultural patterns of attachment: A meta-analysis of the strange situation. Child Development 59: 147–156.
Zeanah, C. H. (2001): Disorders of attachment interview. Unpubliziertes Manuskript.

Martin Holtmann, Katja Becker, Manfred Laucht
und Martin H. Schmidt

Verlauf frühkindlicher Regulationsprobleme – wer braucht frühe Interventionen?

Zielsetzung

Frühkindliche Regulationsstörungen sind vorübergehende Störungen im Bereich der frühen Verhaltensregulation, etwa der Nahrungsaufnahme, der Schlaf-Wach-Organisation und der affektiven Erregung, oft in Verbindung mit auffälligen Temperamentsmerkmalen (von Hofacker et al. 1996). Störungen in einem isolierten Verhaltensbereich nehmen ganz überwiegend einen günstigen Verlauf, während sich bei Kindern mit multiplen Problemen bis in die späte Kindheit vermehrt externalisierende und internalisierende Symptome finden (Becker et al. 2002; Holtmann et al. 2002). Welche Faktoren über die Regulationsstörungen hinaus Einfluss auf den Verlauf nehmen, ist bisher nicht ausreichend bekannt und soll im Längsschnitt im Rahmen der Mannheimer Risikokinderstudie[1] untersucht werden. Dabei ist besonders von Interesse, welchen Einfluss organische und psychosoziale Risiken sowie Auffälligkeiten der Mutter-Kind-Interaktion auf den Langzeitverlauf haben. Auf der Basis dieser Ergebnisse kann dann möglicherweise abgeschätzt werden, welche Kinder früher Interventionen bedürfen. Sollte es möglich sein, Kinder mit einem erhöhtem Risiko für spätere Auffälligkeiten früh zu identifizieren, ergäben sich daraus Ansatzpunkte für mögliche vorbeugende Maßnahmen.

1 Die Durchführung der Mannheimer Risikokinderstudie wurde von der Deutschen Forschungsgemeinschaft im Rahmen des Sonderforschungsbereichs 258 »Indikatoren und Risikomodelle für Entstehung und Verlauf psychischer Störungen« der Universität Heidelberg sowie im Rahmen der Einzelförderung finanziell unterstützt. Wir danken den teilnehmenden Familien für ihr großes Engagement und ihre langjährige Treue zu unserer Arbeit.

Patienten und Methoden

Die Mannheimer Risikokinderstudie, eine prospektive Längsschnittstudie, begleitet 362 Kindern (184 Mädchen und 178 Jungen) und ihre Eltern über den Verlauf der kindlichen Entwicklung bis zum Jugendalter (Laucht et al. 1989). Dazu wurden in regelmäßigen Abständen Erhebungen durchgeführt, beginnend im frühen Säuglingsalter (mit drei Monaten) über alle wichtigen Stadien der Entwicklung hinweg bis zuletzt im Alter von elf Jahren. Die Stichprobe der Studie umfasst zum einen Kinder mit organischen Risiken, zum anderen Kinder mit psychosozialen Belastungen. Durch das Design der Studie werden beide Risiken vollständig miteinander kombiniert, sodass eine breite Palette von Risikokonstellationen entsteht, die sowohl eine Gruppe ohne jegliche Belastungen als auch eine Gruppe mit hoher Belastung durch organische und psychosoziale Risiken umfasst (vgl. Laucht et al. 1997, 2000). In die im Folgenden dargestellte Untersuchung gingen 324 Kinder ein, die an allen Erhebungen teilgenommen haben und keine geistige oder motorische Behinderung aufwiesen.

Zu Beginn der Mannheimer Risikokinderstudie war das Konzept der »frühkindlichen Regulationsprobleme« noch weitgehend unbekannt; zudem waren diagnostische Leitlinien zu Regulationsstörungen (DGKJPP 2003) oder eine standardisierte Klassifikation psychischer Störungen der frühen Kindheit, wie etwa das Diagnoseschema Zero to Three (National Center for Infants 1999), noch nicht verfügbar. Daher wurde in unserer Stichprobe zur diagnostischen Einschätzung von Schlaf-, Fütter- und Verdauungsproblemen nach dem Vorbild des Mannheimer Elterninterviews (Esser et al. 1990) ein Interview für das frühe Säuglingsalter durchgeführt. Ergänzend wurden Verhaltensauffälligkeiten in der Klinik und im häuslichen Milieu von Experten beobachtet und von den Eltern erfragt (Laucht et al. 1992).

Dabei wurden durch eine Hauptkomponentenanalyse drei Auffälligkeitsmuster ermittelt: ein Faktor »Irritierbarkeit« (dysphorisch, hypersensibel), ein Faktor »Hyporeaktivität« (apathisch, desinteressiert) und ein Faktor »Regulationsprobleme organismischer Funktionen« (Schlaf-, Fütter- und Verdauungsprobleme) (Laucht et al. 1993). Säuglinge, die überdurchschnittliche Werte (> 1 SD) auf einem der Faktoren aufwiesen, wurden als regulationsgestört klassifiziert (n = 120, entsprechend 37,0 %). Säuglinge mit überdurchschnittlichen Werten auf dem Irritierbarkeitsfaktor und dem Faktor organismische Regulationsprobleme wurden einer Gruppe mit multiplen Regulationsproblemen zugeordnet (n = 55, entsprechend 17,0 %).

Um psychische Auffälligkeiten des Kindes im weiteren Entwicklungsverlauf zu erfassen, wurde das Mannheimer Elterninterview (MEI; Esser et al. 1989a) verwendet, mit dem emotionale und Verhaltensprobleme des Kindes in jeweils altersangepassten Versionen beurteilt werden können.

Die Belastung eines Kindes mit entwicklungsgefährdenden Risikofaktoren wurde zum Zeitpunkt seiner Geburt ermittelt. Als organische Faktoren wurden medizinische Komplikationen während der Schwangerschaft, der Geburtsphase und der Neonatalzeit erfasst. Psychosoziale Risiken wurden über eine Reihe bei Geburt bestehender familiärer Belastungsfaktoren bestimmt, etwa Auffälligkeiten der Eltern (wie psychische Erkrankung), der Partnerschaft (Disharmonie) und der familiären Lebensbedingungen (chronische Schwierigkeiten) (Laucht et al. 1997).

Zur Beurteilung der frühen Mutter-Kind-Interaktion wurden Verhaltensbeobachtungen von Mutter und Säugling in einer halbstandardisierten Pflege- und Spielsituation durchgeführt. Die Videoaufnahmen wurden durch trainierte Rater ausgewertet (Esser et al. 1989b). Das Inventar umfasst acht fünfstufige Skalen zur Beurteilung mütterlichen Verhaltens (Emotion, Zärtlichkeit, Lautäußerungen, verbale Restriktion, Kongruenz/Echtheit, Variabilität, Reaktivität/Sensibilität, Stimulation) und fünf Skalen zur Beurteilung kindlichen Verhaltens (Emotion, Lautäußerungen, Blickrichtung, Reaktivität, Interaktionsbereitschaft). Die qualitative Auswertung wurde um ein sekundengenaues mikroanalytisches Verfahren ergänzt, mit dem das Auftreten und die Dauer exakt definierter Verhaltensweisen von Mutter und Kind auf der Zeitachse abgebildet werden können (Jörg et al. 1994). Kodiert wurden Vokalisation, Gesichtsausdruck und Blickrichtung beider Interaktionspartner sowie Körperhaltung und Tätigkeit der Mutter (Spielen/Schmusen, Wickeln, Weder-noch). Ergänzend wurden länger dauernde und komplexere Verhaltens- und Interaktionsmuster mittels Intervallkodierung erfasst, etwa die Reaktivität von

Mutter und Kind (positive, negative oder fehlende kontingente Reaktion auf das Verhalten des Partners).

Ergebnisse

Ein erster Blick auf die langfristige sozial-emotionale Entwicklung regulationsgestörter Säuglinge bis zum Schulalter lässt eine vergleichsweise positive Prognose erkennen. Zwar wiesen die ehemals regulationsgestörten Kinder (n = 120) auf allen untersuchten Altersstufen im Alter von zwei bis elf Jahren häufiger psychische Probleme auf, doch waren die Raten nur leicht (und lediglich im Vorschulalter signifikant) gegenüber der als Säugling unauffälligen Vergleichsgruppe (n = 204) erhöht.

Das nur geringe Risiko einer Persistenz frühkindlicher Probleme wird auch bei einer Verlaufsbetrachtung deutlich. Von den 120 regulationsgestörten Säuglingen wurden 33 (etwa jeder Vierte) im Alter von elf Jahren als psychisch auffällig beurteilt, die restlichen drei Viertel hatten in diesem Alter keine psychischen Schwierigkeiten. Da jedoch auch bei den ehemals unauffälligen Säuglingen das Risiko, mit elf Jahren psychisch auffällig zu sein, mit circa 20 Prozent nur wenig niedriger lag, blieb der Anstieg des relativen Risikos (von einem Fünftel auf ein Viertel) weit unterhalb des statistischen Signifikanzniveaus.

Eine Risikogruppe innerhalb der regulationsgestörten Kinder besteht aus Säuglingen mit multiplen Regulationsproblemen, die sowohl häufig dysphorisch und irritierbar waren als auch vermehrt unter Schlaf-, Fütter- oder Verdauungsproblemen litten. Säuglinge mit dieser Symptomatik (n = 55) zeigten über den gesamten Bereich der Entwicklung von zwei bis elf Jahren signifikant mehr externalisierende (hyperkinetische, oppositionelle und aggressive) Verhaltensprobleme als die Kinder der Vergleichsgruppe. Ebenfalls erhöht war die Zahl internalisierender (ängstlicher und depressiver) Auffälligkeiten über den Beobachtungszeitraum.

Probleme der frühen Verhaltensregulation schlagen sich nicht nur in Verhaltensauffälligkeiten des Säuglings nieder, sie sind auch häufig mit Beeinträchtigungen der Interaktion zwischen Mutter und Kind verknüpft. In den von uns aufgezeichneten Spiel- und Pflegeszenen fanden wir im Verhalten beider Interaktionspartner bedeutsame Unterschiede zur Vergleichsgruppe: Die Mütter regulationsgestörter Säuglinge zeigten sich insgesamt weniger feinfühlig und responsiv, sie lächelten und vokalisierten weniger mit ihrem Kind, waren stereotyper in ihrem Verhalten und stimulierten ihr Kind weniger. Die Säuglinge ihrerseits lächelten ihre Mutter weniger an und verhielten sich weniger reaktiv.

Der Frage, ob solchen Beeinträchtigungen der Mutter-Kind-Interaktion eine Bedeutung für die langfristige Prognose frühkindlicher Regulationsprobleme zukommt, wurde in einer Analyse der Anzahl psychischer Auffälligkeiten von zwei bis elf Jahren bei Kindern mit und ohne multiplen Regulationsproblemen, getrennt für die Untergruppen mit eher harmonischer Mutter-Kind-Interaktion und eher disharmonischer Interaktion nachgegangen. Diese zeigte, dass sowohl die Zugehörigkeit zur Gruppe der regulationsgestörten Säuglinge als auch zur Gruppe mit eher disharmonischer Frühinteraktion mit mehr Auffälligkeiten einhergingen. Dabei kam es zu einer Kumulation der negativen Auswirkungen: Diejenigen Kinder, die beiden Gruppen angehörten, wiesen die ungünstigste Entwicklung (mit den meisten psychischen Problemen) auf. Beide Faktoren können in ihren langfristigen Folgen auch interagieren und sich wechselseitig verstärken. Eine besonders negative Prognose (mit einer Zunahme externalisierender Auffälligkeiten im Entwicklungsverlauf) ermittelten wir für diejenigen Säuglinge mit multiplen Regulationsproblemen, deren Mütter zugleich wenig reaktiv mit ihrem Baby umgingen. Ein derartiger Effekt der mütterlichen Reaktivität war allein bei den regulationsgestörten Säuglingen nachweisbar, nicht jedoch in der unauffälligen Vergleichsgruppe. In der beschriebenen Form war dieses Ergebnis auf die Mädchen beschränkt. Bei den Jungen fand sich ein genau gegenläufiges Muster. Hier stand eine hohe Reaktivität der Mutter im Umgang mit multipel gestörten Säuglingen im Zusammenhang mit einer erhöhten Zahl externalisierender Auffälligkeiten bereits ab dem Alter von zwei Jahren. Dieser Befund könnte darauf hindeuten, dass (regulationsgestörte) Mädchen empfindlicher auf einen Mangel an mütterlicher Reaktivität reagieren, während die Entwicklung von Jungen mit Regulationsproblemen mehr durch ein Übermaß an Reaktivität beeinträchtigt wird.

Aus verschiedenen Studien ist bekannt, dass Probleme der frühen Verhaltensregulation vermehrt bei Säuglingen auftreten, die Schwangerschafts- und Geburtskomplikationen ausgesetzt waren oder in psychosozial belastete Familien geboren wurden (Papousek 2002; von Hofacker et al. 1996). Unsere Ergebnisse stehen im Einklang mit diesen Befunden; sie zeigen, dass das relative Risiko für eine Reihe prä- und perinataler Komplikationen wie auch psychosozialer Belastungen der Familie in der Gruppe der Säuglinge mit multiplen Problemen der Verhaltensregulation deutlich und statistisch signifikant erhöht war. So waren Säuglinge mit einem sehr niedrigen Geburtsgewicht (< 1.500 g) mehr als dreimal häufiger in dieser Gruppe vertreten; um annähernd den gleichen Faktor erhöht war der Anteil der Säuglinge, die in beengten Wohnverhältnissen (als Armutsindikator) aufwuchsen.

Vor allem den psychosozialen Risikofaktoren kommt eine wichtige Rolle bei der Prognose frühkindlicher Regulationsprobleme zu. Sowohl die Zugehörigkeit zur regulationsgestörten Gruppe als auch zur psychosozial belasteten Gruppe ging mit einer Zunahme von Auffälligkeiten einher. Die höchste Zahl psychischer Auffälligkeiten fand sich bei den ehemals regulationsgestörten Säuglingen, die zugleich mit psychosozialen Risikofaktoren hoch belastet waren.

Genauere Analysen offenbaren auch hier spezifische Wechselwirkungen zwischen Problemen der Verhaltensregulation und familiären Belastungen. Eine erhöhte Gefährdung für die Entwicklung einer hyperkinetischen Symptomatik ermittelten wir bei einer Subgruppe von Säuglingen mit multiplen Regulationsproblemen, deren Eltern (besonders deren Mütter) eine belastete Kindheit erlebt hatten und in zerrütteten Familienverhältnissen (»broken home«) aufgewachsen waren. Aus Abbildung 1 ist zu entnehmen, dass Kinder dieser Gruppe bereits ab dem Alter von zwei Jahren eine höhere Zahl hyperkinetischer Symptome wie Hyperaktivität oder Impulsivität aufwiesen.

Für eine zusammenfassende Beurteilung der prognostischen Bedeutung von Problemen der frühkindlichen Verhaltensregulation ist es notwendig, das relative Gewicht einzelner Prognosefaktoren zu bestimmen. Hierbei zeigte sich, dass der eigenständige Beitrag frühkindlicher Regulationsprobleme zur Vorhersage von Verhaltensstörungen der späteren Kindheit zwar statistisch signifikant war, aber – in Relation zu anderen Prognosefaktoren – eine eher bescheidene Bedeutung

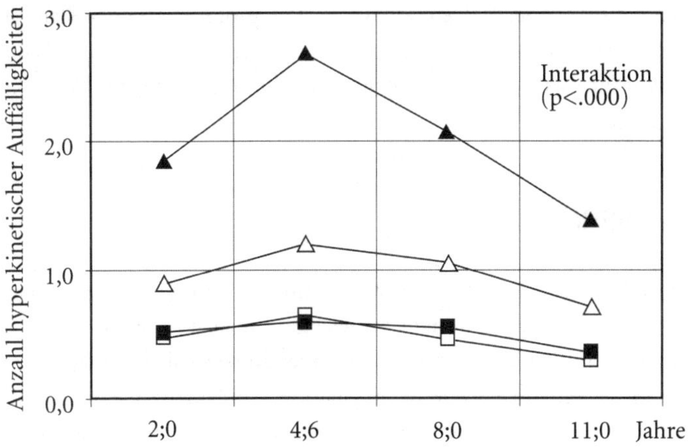

Multiple Regulationsprobleme (n=55) ■ ▲, Vergleichsgruppe (n=264) □ △
»Broken Home« Herkunft der Eltern *nein* □ *ja* △

Abb. 1: Hyperkinetische Auffälligkeiten im Entwicklungsverlauf bei Kindern mit multiplen Regulationsproblemen: Modulierender Einfluss der »broken home»- Herkunft der Eltern

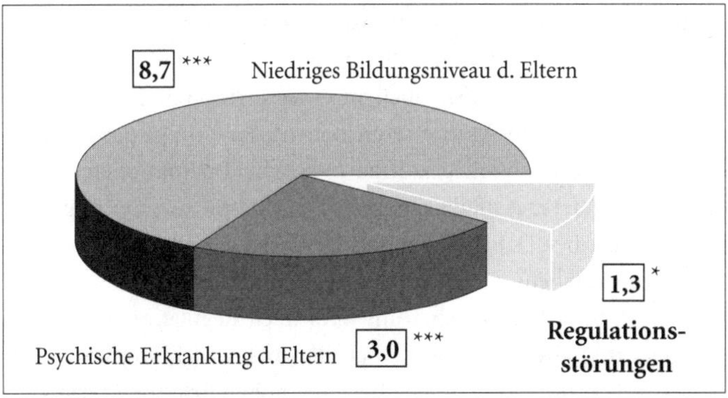

Abb. 2: Spezifischer Beitrag frühkindlicher Regulationsprobleme zur Vorhersage psychischer Auffälligkeiten mit elf Jahren (erklärte Varianz in Prozent; kontrolliert für psychosoziale Risikofaktoren der Familie)

einnahm (s. Abb. 2). Den weitaus größten prognostischen Stellenwert beanspruchten frühe psychosoziale Risikofaktoren der Familie, allen voran ein niedriges Bildungsniveau der Eltern sowie die psychische Erkrankung eines Elternteils.

Ausblick

Frühkindliche Regulationsprobleme sind ein verbreitetes Phänomen. Betrachtet man die weitere Entwicklung regulationsgestörter Säuglinge vom Kleinkind- bis zum Schulalter, so zeigte sich eine insgesamt günstige Prognose isolierter Regulationsprobleme. Ein erhöhtes Risiko für spätere psychische Störungen besaßen dagegen Säuglinge mit multiplen Regulationsproblemen. Bei ihnen fanden wir über den gesamten Verlauf der Entwicklung signifikant mehr externalisierende (hyperkinetische, aggressive und oppositionelle) Symptome als auch mehr internalisierende (ängstliche und depressive) Auffälligkeiten als in der Vergleichsgruppe.

Frühkindliche Regulationsprobleme gingen in vielen Fällen mit Beeinträchtigungen der frühen Interaktion zwischen Mutter und Kind einher. Dysfunktionale Interaktionsmuster äußerten sich unter anderem in signifikant verkürzten Phasen positiver Interaktionen (wechselseitiges Anlächeln), aber auch in einer geringeren Feinfühligkeit und Responsivität der Mutter verglichen mit der Gruppe der unauffälligen Säuglinge. Das Vorliegen disharmonischer Interaktionen erhöhte das Risiko späterer Auffälligkeiten und trug damit zu einer ungünstigen Prognose bei. Dabei zeigten sich in Abhängigkeit vom Geschlecht völlig gegensätzliche Zusammenhänge. Während eine geringe Reaktivität der Mutter bei Mädchen mit multiplen Regulationsproblemen die Zahl externalisierender Auffälligkeiten im Entwicklungsverlauf ansteigen ließ, war dies bei Jungen bei einer hohen Reaktivität der Mutter der Fall.

Ähnlich wie in anderen Untersuchungen häuften sich Probleme der frühen Verhaltensregulation, wenn zusätzlich andere Entwicklungsrisiken vorlagen (von Hofacker et al. 1996). Dies galt besonders für multiple Regulationsprobleme, die vermehrt bei prä- und perinatal belasteten Säuglingen auftraten oder bei Säuglingen aus psychosozial benachteiligten Familienverhältnissen. Die Prognose frühkindlicher Regulationsprobleme in unserer Stichprobe war umso ungünstiger, je generalisierter die Störung, je organisch gefährdeter die Entwicklung des Kindes, je stärker die Interaktion beeinträchtigt und je belasteter die familiäre Umgebung war.

Die prognostische Bedeutung frühkindlicher Regulationsprobleme für spätere Verhaltensauffälligkeiten darf nicht überschätzt werden. Für die langfristige Vorhersage externalisierender und internalisierender Auffälligkeiten von Kindern erwiesen sich psychosoziale Belastungsfaktoren der Familie (zum Beispiel ein niedriges Bildungsniveau oder die psychische Erkrankung eines Elternteils) als weitaus bedeutsamer. Deren Auswirkungen werden durch die Qualität der frühen Mutter-Kind-Interaktion vermittelt und verändert, wodurch prognostisch besonders ungünstige Konstellationen entstehen (Laucht et al. 2000, 2002).

Die Forschung zu Risikofaktoren der frühen Kindheit hat gezeigt, dass die nachteiligen Folgen früher Entwicklungsrisiken nicht unausweichlich eintreten, sondern von den weiteren Entwicklungsbedingungen abhängen.

Eine wichtige Zielgruppe für Angebote vorbeugender und frühzeitiger Intervention sind demzufolge psychosozial benachteiligte Familien mit multiplen Belastungen, in denen sich Entwicklungsprobleme und -gefährdungen häufen. Wünschenswert ist eine Frühförderinitiative mit regelmäßiger Betreuung im häuslichen Milieu bereits vor der Geburt und in der frühen Kindheit.

Literatur

Becker, K.; Holtmann, M.; Laucht, M.; Schmidt, M. H. (2002): Frühkindliche Regulationsstörungen und Mutter-Kind-Interaktion im weiteren Entwicklungsverlauf – Ergebnisse einer prospektiven Längsschnittstudie. In: Lehmkuhl, U. (Hg.), Seelische Krankheit im Kindes- und Jugendalter – Wege zur Heilung. Göttingen, S. 19–20.

DGKJPP (2003): Leitlinien zur Diagnostik und Therapie von psychischen Störungen im Säuglings-, Kindes- und Jugendalter. 2. Aufl. Köln.

Esser, G.; Blanz, B.; Geisel, B.; Laucht, M. (1989a): Mannheimer Elterninterview. Strukturiertes Interview zur Erfassung von kinderpsychiatrischen Auffälligkeiten.

Esser, G.; Scheven, A.; Petrova, A.; Laucht, M.; Schmidt, M. H. (1989b): Mannheimer Beurteilungsskalen zur Erfassung der Mutter-Kind-Interaktion im Säuglingsalter (MBS-MKI-S). Zeitschrift für Kinder- und Jugendpsychiatrie 17: 185–193.

Esser, G.; Laucht, M.; Schmidt, M.; Löffler, W.; Reiser, A.; Stöhr, R.-M.; Weindrich, D.; Weinel, H. (1990): Behaviour problems and developmental status of 3-month-old infants in relation to organic and psychosocial Risks. European Archives of Psychiatry and Neurological Sciences 239: 384–390.

Hofacker, N. von ; Jacubeit, T.; Malinowski, M.; Papousek, M. (1996): Diagnostik von Beeinträchtigungen der Mutter-Kind-Beziehung bei frühkindlichen Störungen der Verhaltensregulation. Kindheit und Entwicklung 5: 160–167.

Holtmann, M.; Becker, K.; Laucht, M.; Schmidt, M. H. (2002): Prädiktiver Wert von frühkindlichen Regulationsstörungen und Temperamentsmerkmalen für spätere psychopathologische Auffälligkeiten – Ergebnisse einer prospektiven Längsschnittstudie. In: Lehmkuhl, U. (Hg.), Seelische Krankheit im Kindes- und Jugendalter – Wege zur Heilung. Göttingen, S. 74–75.

Jörg, M.; Rose, F.; Dinter, R.; Villalba-Yantorno, P.; Esser, G.; Schmidt, M. H.; Laucht, M. (1994): Kategoriensystem zur Mikroanalyse der frühen Mutter-Kind-Interaktion. Zeitschrift für Kinder- und Jugendpsychiatrie 22: 97–106.

Laucht, M.; Esser, G.; Schmidt, M. H. (1989): Verhaltensauffälligkeiten und Entwicklungsstörungen im Säuglingsalter: Einfluß von organischen und psychosozialen Risikofaktoren. In: Weinmann, H. M. (Hg.), Aktuelle Neuropädiatrie 1988. Berlin, S. 416–420.

Laucht, M.; Esser, G.; Schmidt, M. H. (1992): Verhaltensauffälligkeiten bei Säuglingen und Kleinkindern: Ein Beitrag zu einer Psychopathologie der frühen Kindheit. Zeitschrift für Kinder- und Jugendpsychiatrie 20: 22–33.

Laucht, M.; Esser, G.; Schmidt, M. H. (1993): Adverse temperamental characteristics and early behavior problems in 3-months-old infants born with different psychosocial and biological risks. Acta paedopsychiatrica 56: 19–24.

Laucht, M.; Esser, G.; Schmidt, M. H. (1997): Developmental outcome of infants born with biological and psychosocial risks. Journal of Child Psychology and Psychiatry 38: 843–854.

Laucht, M.; Esser, G.; Schmidt, M. H. (2000): Längsschnittforschung zur Entwicklungsepidemiologie psychischer Störungen: Zielsetzung, Konzeption und zentrale Ergebnisse der Mannheimer Risikokinderstudie. Zeitschrift für Klinische Psychologie und Psychotherapie 29: 246–262.

Laucht, M.; Esser, G.; Schmidt, M. H. (2002): Heterogene Entwicklung von Kindern postpartal depressiver Mütter. Zeitschrift für Klinische Psychologie und Psychotherapie 31: 127–134.

National Center for Infants, Toddlers and Families (1999): Diagnostische Klassifikation: 0–3. Seelische Gesundheit und entwicklungsbedingte Störungen bei Säuglingen und Kleinkindern. Wien.

Papousek, M. (2002): Störungen des Säuglingsalters. In: Esser, G. (Hg.), Lehrbuch der Klinischen Psychologie und Psychotherapie des Kindes- und Jugendalters. Stuttgart, S. 80–101.

Andreas Wiefel, Gabriele Oepen, Susanne Wollenweber, Klaus Lenz, Christian Eggers und Ulrike Lehmkuhl

Psychiatrie der frühen Kindheit

Ergebnisse aus der Baby- und Kleinkindsprechstunde im kinder- und jugendpsychiatrischen Teil des interdisziplinären Sozialpädiatrischen Zentrums der Charité

Die diagnostische Klassifikation von Verhaltensauffälligkeiten in der Säuglings- und Kleinkindzeit bereitet sowohl mit den etablierten individuumzentrierten Systemen DSM-IV und ICD-10 als auch der neu entwickelten »Diagnostischen Klassifikation von 0–3 Jahren« (Diagnostic Classification, DC 0–3) nachhaltige Schwierigkeiten (American Psychiatric Association 1994; Remschmidt et al. 2001; Zero-to-Three 1994). Im Kern ist damit auf die ungelösten Probleme im grundlegenden Verständnis einer frühkindlichen Psychopathologie hingewiesen (Dunitz-Scheer et al. 1996; Emde u. Wise 2003; Keren et al. 2001; Weston et al. 2003; Zeanah et al. 1997).

Entsprechend dem von den Eltern vorgebrachten therapeutischen Bedarf ist ein rationales und valides diagnostisches Vorgehen nötig. Dazu besteht einerseits weitgehend Einvernehmen über die Nutzung diskreter Kategorien, um auch in dieser Altersgruppe psychiatrisch relevante Störungen zu definieren. Andererseits haben dimensional ausgerichtete Modelle den Vorteil der kontinuierlichen Erfassung subklinischer bis klinischer Phänomene. Keiner der beiden Ansätze ist klar überlegen. Für Forschungsdesigns bietet sich eine kombinierte Anwendung an.

Im Zusammenhang mit Kleinkindpsychiatrie wird außerdem regelmäßig auf die zentrale Bedeutung des Beziehungskontextes hingewiesen (Zeanah et al. 1997). Die Eigenheiten und die Qualität dieser Beziehungen zu begreifen, ist ein Schlüssel zum Verständnis notwendiger diagnostischer Strategien und therapeutischer Interventionen für das Kind in seinem familiären Umfeld (Thomas u. Clark 1998).

Boris et al. fanden, dass Kinder mit Bindungsstörungen schlechtere Beziehungsfunktionen hatten als Kinder mit anderen klinischen

Diagnosen (Boris et al. 1998). Chatoor et al. haben Interaktionsanalysen bei Kindern mit Fütterstörungen durchgeführt und signifikante Unterschiede in der Reziprozität und in der Ausprägung von Konflikten und Kontrolle in den Untergruppen homöostatische Fütterstörung (Regulationsstörung) und Fütterstörung mit Störung im Bindungsverhalten beschrieben (Chatoor et al. 1997). Den Zusammenhang zwischen einer eingeschränkten Qualität der Eltern-Kind-Interaktion, gemessen mit der Parent-Infant-Relationship Global-Assessment-Scale (PIR-GAS), und einem hohen Schweregrad und der Pervasivität von Fütter-, Schrei-, und Schlafstörungen haben Papousek und von Hofacker aufgezeigt (Papousek u. v. Hofacker 1998; Zero-to-Three 1994). Als weiteres Beispiel hat Keren in einer heterogenen Gruppe einer Inanspruchnahmepopulation ihrer »infant mental health clinic« im Vergleich mit einer Kontrollgruppe niedrigere Werte für Sensitivität, Unterstützung und Strukturierung sowie mehr negativen Austausch in der Eltern-Kind-Interaktion gefunden. Leider wird nicht über vergleichende Ergebnisse zwischen den verschiedenen diagnostischen Gruppen berichtet (Keren et al. 2001).

Das Konzept der »Emotionalen Verfügbarkeit« (Emotional Availability, EA) beschreibt die emotionale Qualität der Beziehung zwischen einem Kind und seiner Bezugsperson (Emde 1980; Emde u. Easterbrooks 1985; Biringen et al. 1998). Das Konstrukt fokussiert auf dyadische Prozesse in der Evolution der Beziehung. Ein Rating kann nicht allein durch das Verhalten eines einzelnen Interaktionspartners determiniert werden (Biringen 2000). Im Unterschied zu anderen Interaktionsskalen thematisieren die »Skalen zur emotionalen Verfügbarkeit« (Emotional Availability Scales, EAS) als Operationalisierung des EA-Konzepts deshalb im Schwerpunkt Responsivität und Reziprozität (Biringen et al. 1998; Oepen et al. 2001). Durch die starke Bezogenheit der Skalen aufeinander gelingt eine bessere Abbildung der Interaktionsprozesse. Dadurch treten zirkuläre Erklärungsmodelle an die Stelle linear-kausaler Beschreibungen. So gelingt eine Einschätzung der elterlichen Sensitivität beispielsweise nur unter Berücksichtigung der Responsivität beim Kind als Aussage über seinen affektiven Zustand.

Untersuchungen zur Emotionalen Verfügbarkeit wurden zunächst an nichtklinischen Gruppen durchgeführt. Eine umfangreiche Übersicht findet sich bei Biringen et al. (1998). Aus den Studien an definierten klinischen Populationen ist die Untersuchung von McCarthy et al. (2000) bei ambulanten pädiatrischen Patienten hervorzuheben, in der niedrige Werte in den Emotional Availability Scales mit gesteigertem Inanspruchnahmeverhalten sowie erhöhter Intensität der ärztlichen Diagnostik und des Verschreibungsverhaltens einhergingen. Feeney (2000) berichtet, dass die frühkindliche Qualität der Eltern-Kind-Interaktion gemessen mit den Emotional Availability Scales bei einer später auftretenden Erkrankung des Kindes die familiäre Responsivität, wie sie sich in der Besuchshäufigkeit im Krankenhaus niederschlägt, vorhersagt. Es sind jedoch bisher keine Studien an einer kinderpsychiatrischen Inanspruchnahmepopulation bekannt, die die Beziehung zwischen der ICD-10- oder DC-0–3-Diagnose mit den Emotional Availability Scales oder anderen allgemeinen Interaktionsmaßen untersucht haben. Wir berichten über 68 Mutter-Kind-Paare aus unserer »Baby- und Kleinkindsprechstunde« im kinderpsychiatrischen Teil des interdisziplinären Sozialpädiatrischen Zentrums, die sich speziell an Familien mit verhaltensauffälligen Kindern bis zu drei Jahren wendet.

Fragestellung

Die Möglichkeiten und Probleme der diagnostischen Klassifikation in der kinder- und jugendpsychiatrisch geführten Baby- und Kleinkindsprechstunde wurden erfasst und beschrieben. Dazu haben wir die Klassifikationssysteme ICD-10 und DC 0–3 angewendet und miteinander verglichen.

Die Beziehung zwischen der Qualität der Eltern-Kind-Interaktion gemessen mit den Emotional Availability Scales als dimensionalem Parameter und der kategorialen Klassifikation mit der DC 0–3 sowie der Intensität der notwendigen therapeutischen Maßnahmen im Sinne einer Schweregradeinschätzung wurden untersucht. Es wurde erwartet, dass sich einzelne diagnostische Gruppen hinsichtlich der Qualität der Mutter-Kind-Interaktion unterscheiden. Niedrige Werte in den Emotional Availability Scales sollten mit größerer Intensität der nachfolgenden notwendigen Behandlungsmaßnahmen als möglichem Maß für den Schweregrad unabhängig von der gegebenen Diagnose assoziiert sein.

Veränderungen im Patientenaufkommen der bis zu Dreijährigen nach Einrichtung einer kinderpsychiatrischen »Baby- und Kleinkindsprechstunde« wurden aufgezeigt. Dazu wurden Daten, die vor und nach Einführung der Spezialsprechstunde erhoben wurden, miteinander verglichen.

Methode

Die Patienten wurden von Kinderärzten, Kinder- und Jugendpsychiatern, Gesundheitsdiensten, den eigenen Ambulanzen und Stationen sowie durch die Eltern selbst zugewiesen. Als Einschlusskriterien galten ein Alter bis zu drei Jahren (bis 3;11) sowie der Ausschluss organischer Ursachen wie Anfallsleiden, neuromuskuläre Erkrankungen, genetische und syndromale Störungen sowie organisch bedingte schwere Entwicklungsstörungen. Das Einverständnis für die Videoaufzeichnung lag vor.

Es wurden 68 Kinder mit ihren Eltern mit dem vollständigen Programm untersucht. Die Altersverteilung betrug sechs Wochen bis 3;10 Jahre mit einem Mittelwert von 1;8 Jahren. Es waren 26 Mädchen (38 %) und 42 Jungen (62 %) beteiligt (s. Tab. 1). Dieses 2:1-Verhältnis zwischen Jungen und Mädchen entspricht der Verteilung, wie sie in der Literatur erwähnt ist (Keren et al. 2001).

Tabelle 1 enthält die Alters- und Geschlechtsverteilung für die gesamte Stichprobe sowie aufgeteilt in die unterschiedlichen diagnostischen Gruppen. Neben der Klassifikation nach ICD-10 kam die DC 0–3 zur Anwendung (Zero-to-Three 1994). Die DC 0–3 ist ein multiaxiales System mit fünf Achsen. Die erste Achse entspricht dem klinischen Syndrom. In sieben Grundkategorien können posttraumatische, Affekt-, Anpassungs-, Regulations-, Schlaf- und Essverhaltensstörungen sowie Störungen der Bezogenheit und der Kommunikation (autistischer Formenkreis) weiter differenziert werden. Die zweite Achse besteht aus der Parent-Infant-Relationship Global-Assessment-Scale (PIR-GAS) und erlaubt eine Einschätzung der Beziehungsqualität auf einer Skala von 90 (gut adaptiert) bis zehn (massiv und extrem

Tab. 1: Alters- und Geschlechtsverteilung

Störung		Regul.	Essen	External.	Bindung	Keine	Andere	Gesamt
Geschlecht N (%)	m	8 (53.3)	7 (77.8)	11 (100)	4 (40.0)	2 (33.3)	10 (58.8)	42 (61.8)
	f	7 (46.7)	2 (22.2)	0	6 (60)	4 (66.7)	7 (41.2)	26 (38.2)
Alter Kind (Jahre)	M	1.04	1.47	2.58	2.99	0.28	2.29	1.80
	SD	1.00	0.93	0.80	0.73	0.11	1.15	1.23

Anm.: Regul.: klassische Regulationsstörungen; Essen: Fütter-/Essverhaltensstörungen; Bindung: Bindungsstörungen; External.: externalisierende Verhaltensstörungen

gestört) und die Diagnose einer Beziehungsstörung in sechs Untergruppen. Eine manifeste Beziehungsstörung wird unterhalb eines Scores von 40 diagnostiziert. Auf der dritten Achse werden organische Störungen kodiert. Hier werden Querverweise auf die Systeme DSM-IV und ICD-10 eingefordert. Die vierte Achse beschreibt die psychosozialen Belastungen, und auf Achse fünf wird das »funktionell-emotionale Entwicklungsniveau« gekennzeichnet. Die Zero-to-Three hat alle Kleinkindforscher und -therapeuten aufgerufen, das System in der Praxis zu erproben, zu evaluieren und Änderungs- und Ergänzungsvorschläge zu machen (Weston et al. 2003).

Die Diagnosevergabe erfolgte mittels Erstinterview, Erhebung der ausführlichen biografischen Anamnese, der videografierten klinischen Interaktionsbeobachtung und gegebenenfalls Zusatzuntersuchungen.

Für die vorliegende Studie wurden nur die Diagnosen der ersten Achse der beiden Systeme ausgewertet. Für die Auswertung der Diagnosen nach der DC 0–3 wurden neben den »Fütter-/Essverhaltensstörungen« (600) (n = 9) und den »Bindungsstörungen« (n = 10) die Schlafverhaltensstörungen (500) mit den Regulationsstörungen vom hypersensitiven Typ (Schreistörungen, 401) zu einer Gruppe »klassische Regulationsstörungen« zusammengefasst (n = 15). Kinder mit Aktivitäts- und Aufmerksamkeitsstörungen mit oder ohne Wut- und Trotzverhalten und Aggressivität (Regulationsstörungen vom motorisch desorganisierten Typ, impulsiv, 403 und andere, 404) bildeten eine Gruppe »Externalisierende Verhaltensstörungen« (n = 11). Zum Vergleich wurde aus den restlichen Diagnosen eine Kategorie »andere Diagnosen« (n = 17) und die Gruppe »ohne Diagnose« gebildet (n = 6) (s. Tab. 2).

Tab. 2: Verteilung der Diagnosen auf Achse I DC 0–3

DC 0–3 Code	Diagnose	N (%)
206	*Bindungsstörung*	10 (14.7)
600	*Essverhaltensstörung*	9 (13.2)
Regulationsstörungen		
500	Schlafverhaltensstörung	8 (11.8)
401	Regulationsstörung, hypersensitiv (Schreistörung)	7 (10.3)
Externalisierende Störungen		
404	Regulationsstörung: Andere (Wut und Trotz, Aggressivität)	7 (10.3)
403	Regulationsstörung: motorisch desorganisiert	4 (5.9)
Andere		
204	Gemischte Störung des emotionalen Ausdrucks	4 (5.9)
700	Multisystemische Entwicklungsstörung	4 (5.9)
300	Anpassungsstörung	3 (4.4)
203	Stimmungsstörung: Depression in der frühen Kindheit	1 (1.5)
100	Posttraumatische Stressstörung	1 (1.5)
–	Artifizielle Stellvertreterstörung	3 (4.4
–	Kindesmisshandlung	1 (1.5)
Keine Diagnose		6 (8.8)

Zur Einschätzung der Qualität der Mutter-Kind-Interaktion haben wir die Emotional Availability Scales (3. Aufl.) in deutscher Übersetzung angewendet (Biringen et al. 1998; Oepen et al. 2001). Sie bestehen aus vier Elternskalen (Sensitivität, Strukturierung, Nicht-Intrusivität und Nicht-Ablehnung) sowie aus zwei Kindskalen (Responsivität und Involvierung). Eine Faktorenanalyse mit Varimaxrotation zeigte, dass alle Skalen auf dem ersten Faktor laden, der 66,02 Prozent der Varianz erklärt, sodass wir über eine Addition aller sechs Skalenwerte einen EA-Summenscore gebildet haben. Die trainierten Raterpaare waren in den meisten Fällen blind für die Diagnose. Die Reliabilität überstieg nach Abstimmung mit der Autorin der Skalen 80 Prozent Übereinstimmung.

Die Emotionale Verfügbarkeit wurde anhand von videografierten halbstandardisierten Spielsituationen jeweils von zwei Untersuchern bewertet. Kinder im Alter von zwei Monaten bis zum Zeitpunkt, in dem sie noch ruhig in einer Sitzschale sitzen konnten, wurden in einer Face-to-Face-Interaktion in einem Maxi-Cosy-Sitz in einer freien Spielsituation von fünf Minuten Dauer untersucht. Ältere Kinder spielten zehn Minuten auf dem Boden. Es wurde nacheinander ein Spiel mit jedem Elternteil durchgeführt. Die Instruktion war, »eine gute Zeit zu haben«. Es stand eine Spielzeugkiste mit altersentsprechendem Spielzeug zur Verfügung. Einige Kinder mit Fütterstörungen wurden überwiegend in einer Füttersituation untersucht.

Die Stichprobe wurde der Intensität der notwendigen und vom klinischen Behandler im Arztbrief empfohlenen therapeutischen Maßnahmen entsprechend in drei Gruppen eingeteilt. Dabei galt für die Gruppe 1: keine Maßnahmen, für die Gruppe 2: mittlere Maßnahmen wie Beratung oder Ergotherapie und für die Gruppe 3: weitreichende Maßnahmen im Sinne von aufwändigen Jugendhilfemaßnahmen mit teil- oder vollstationären Unterbringungen.

Die Basisdokumentation der Inanspruchnahmepopulation im Alter von null bis drei Jahren seit Juni 2000 (n = 68) wurde ausgewertet. Alle Untersuchungen wurden durch ein Team aus zwei erfahrenen Ärzten sowie drei in der Anwendung der Emotional Availability Scales geschulten Psychologinnen und Studenten durchgeführt.

Ergebnisse

Klassifikation mit der ICD-10

Mit der ICD-10 lassen sich nur 36,8 Prozent der Fälle eindeutig und unter Ausschluss der Diagnose F98.8 (Sonstige näher bezeichnete Verhaltens- und emotionale Störungen in der Kindheit und Jugend) auf der ersten Achse des Multiaxialen Klassifikationssystems nach ICD-10 klassifizieren. Für die meisten Störungsbilder sind die Symptome und

Kriterien für den Altersbereich null bis drei Jahre nicht oder nur unzureichend definiert (s. Abb. 1).

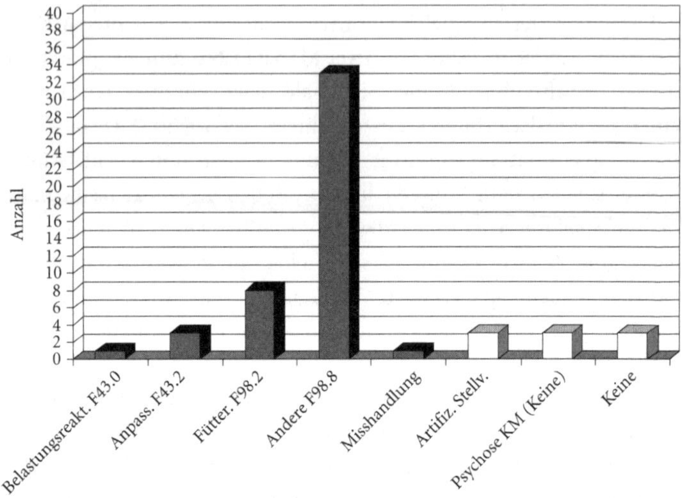

Abb. 1: Verteilung der Diagnosen nach ICD-10

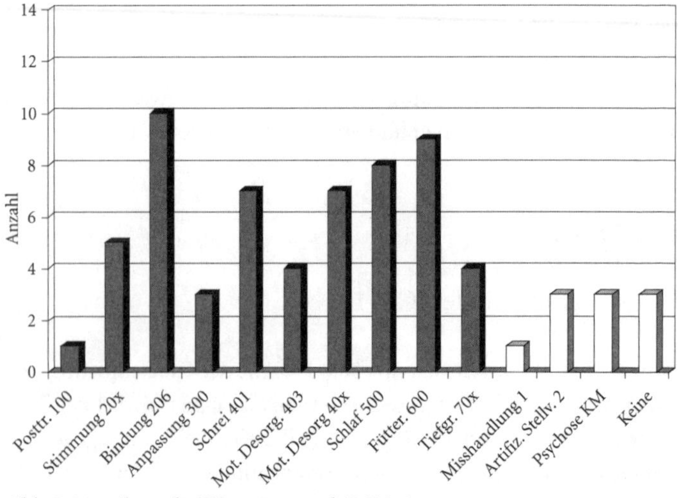

Abb. 2: Verteilung der Diagnosen nach DC 0–3

Klassifikation mit der DC 0–3

Mit der DC 0–3 lassen sich 85,3 Prozent der Fälle gut klassifizieren. Die Kriterien sind für manche Kategorien allerdings nicht ausreichend klar formuliert (s. Abb. 2).

Gruppenvergleich der Emotionalen Verfügbarkeit in den diagnostischen Gruppen

Für diese Vergleichsanalyse wurden die oben beschriebenen sechs Gruppen gebildet und eine einfaktorielle ANOVA gerechnet. Es fand sich ein signifikanter Unterschied in den diagnostischen Gruppen ($F = 2{,}90$ $p < .05$, Abb. 3). In den Post-hoc-Testungen waren die Unterschiede zwischen den Fütterstörungen und den Regulationsstörungen ($p < .01$) und den externalen Störungen ($p < .05$) signifikant mit niedrigen EA-Summenscores für die Fütterstörungen. Der EA-Summenscore bei den Bindungsstörungen lag signifikant unter dem der Regulationsstörungen ($p < .05$).

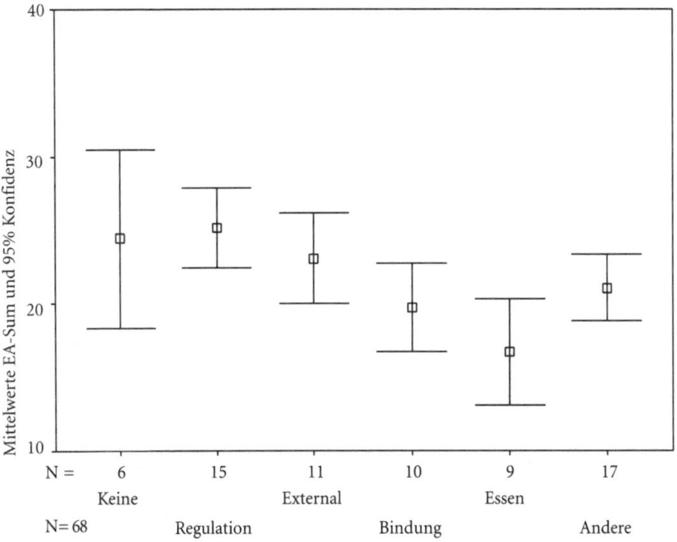

Abb. 3: Mittelwerte EA-Summenscore in den verschiedenen diagnostischen Gruppen

Gruppenvergleich der Emotionalen Verfügbarkeit nach der Intensität der therapeutischen Maßnahmen

Zur Frage des Zusammenhangs zwischen der Intensität der Maßnahmen und der Mutter-Kind-Interaktion fanden wir in einer einfaktoriellen ANOVA einen jeweils hoch signifikanten Unterschied ($F = 18{,}816$, $p < .001$) in den Mittelwerten mit abfallenden Werten bei zunehmender Intensität notwendiger therapeutischer Maßnahmen. Der größte Unterschied fand sich zwischen der Gruppe mit weitreichenden Maßnahmen im Verhältnis zu der Gruppe ohne jede Maßnahme (s. Abb. 4). Damit scheinen die EA-Skalen gut geeignet, eine von der spezifischen Diagnose unabhängige prognostische Orientierung zu geben.

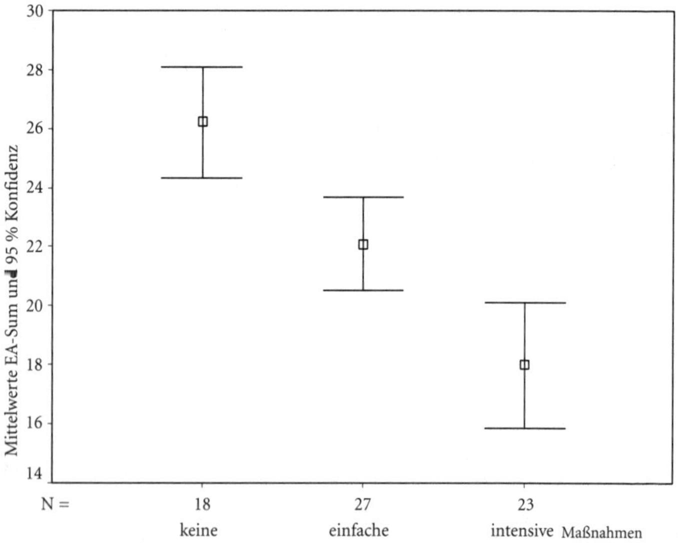

Abb. 4: Mittelwerte EA-Summenscore zu Intensität der therapeutischen Maßnahmen

Altersstruktur vor und nach Einführung der Spezialsprechstunde

Die Altersstruktur vor Einführung der Spezialsprechstunde steigt nahezu linear von null bis drei Jahren an. Eine Deutung als »inverser Überhangeffekt« bietet sich an. Mit zunehmendem Alter werden die Kinder vorgestellt, es finden sich keine störungsspezifischen Alterspeaks. Im Gegensatz dazu findet sich in der Spezialsprechstunde ein erster Peak bei vier bis sechs Monaten und dann wieder bei 24 bis 30 Monaten (s. Abb. 5).

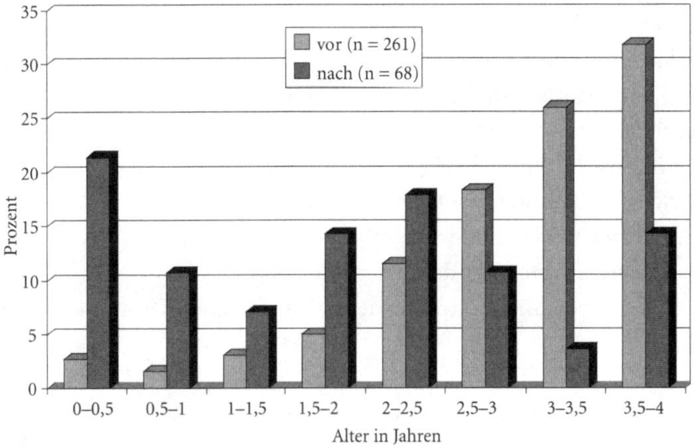

Abb. 5: Altersverteilung vor und nach Einführung einer Spezialsprechstunde

Diagnosenstruktur vor und nach Einführung der Spezialsprechstunde

Vor der Einführung der Spezialsprechstunde wurden fast die Hälfte der Kinder (42,5 %) ohne Diagnose klassifiziert. Die Kinder der Spezialsprechstunde konnten mit der ICD-10 zu einem großen Teil (48,5 %) nur in der Kategorie »andere Störungen« klassifiziert werden, es wurde somit in insgesamt 85,3 % der Fälle überhaupt eine Diagnose vergeben.

Diskussion

Im Vergleich der Anwendung von ICD-10 und DC 0–3 bietet die ICD-10 eindeutige Klassifikationsmöglichkeiten für 36,8 Prozent der Fälle im Vergleich zu 85,3 Prozent bei Anwendung der DC 0–3. Durch die Vergabe der Diagnose F98.8 – »Sonstige näher bezeichnete Verhaltens- und emotionale Störung« – lässt sich dieser Anteil ebenfalls auf 85,3 Prozent steigern. In der Praxis verstehen wir diese Formulierung wortwörtlich, indem wir die Störung »mit der DC 0–3 (Achse I) näher bezeichnen«. Es entsteht allerdings ein Zerrbild, da eine genuine Zuteilung als ICD-Diagnose damit gerade nicht erfolgt. Außerdem werden unter dem Code F98.8 durch den Verweis auf die DC 0–3 ganz unterschiedliche Diagnosen subsummiert. Dazu zählen bestimmte Formen der Fütterstörung und der Bindungsstörung, die den strengen Kriterien der Diagnosen F94.X und F98.2 nicht entsprechen, sowie Schlafverhaltensstörungen, hypermotorische Verhaltensauffälligkeiten (Aktivitäts- und Aufmerksamkeitsstörungen), Schreistörungen, Wut- und Trotzverhalten und affektive Störungen, die für diese Altersgruppe nach der ICD gar nicht definiert sind.

Die eingeschränkte Klassifizierbarkeit für diese Diagnosen führt

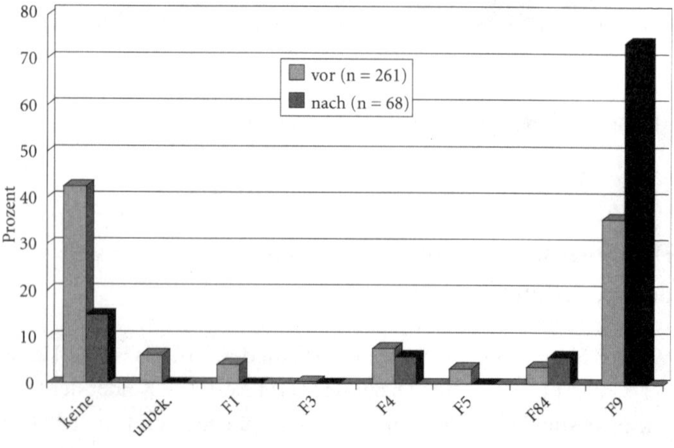

Abb. 6: Verteilung der Diagnosen vor und nach Einführung einer Spezialsprechstunde (100 überschreitende Prozent sind durch Mehrfachdiagnosen bedingt)

ohne den oben skizzierten Schritt zu vielen falsch negativen Urteilen innerhalb des ICD-Systems, wie es auch durch die Daten mit hohem Anteil »ohne Diagnosen« vor Einführung der Spezialsprechstunde dokumentiert ist (s. Abb. 6).

Im Unterschied dazu lassen sich mit der DC 0–3 zunächst alle Primärdiagnosen systematisch einteilen (Dunitz-Scheer 1996). Besonders hervorzuheben ist die gute Differenzierungsmöglichkeit beim Spektrum der klassischen Regulationsstörungen. Die hypermotorischen Verhaltensauffälligkeiten werden dem Verständnis nach ebenfalls den Regulationsstörungen, hier vom motorisch desorganisierten Typ, zugeordnet.

Im Detail sind wir allerdings immer wieder auf Schwierigkeiten mit den Formulierungen der Kriterien gestoßen. Die Zero-to-Three ist zurzeit noch mit der Ausarbeitung eines verbesserten Algorithmus befasst.

Vorstellungen wegen Misshandlung, in einer Sonderform als artifizielle Stellvertreterstörung (»Münchhausen by proxy«), oder Störungen der Eltern mit Auswirkungen auf das Kind sind ein häufiger Zuweisungsgrund, werden aber in beiden Systemen nicht auf der ersten Achse kodiert.

In den Interaktionsanalysen fanden wir signifikante Unterschiede zwischen den verschiedenen diagnostischen Gruppen. Die Gruppe der Fütterstörungen hatte die niedrigsten EA-Summenscores. Chatoor et al. (1997) beschreiben mindestens drei Gruppen: homöostatische Fütterstörungen, Fütterstörungen mit Problemen der Bindung und so genannten »infantile Anorexien«. Bei unseren Patienten fanden wir ein unerwartet hohes Durchschnittsalter, was darauf hinweist, dass wir weniger homöostatische Fütterstörungen (im Sinne von Regulationsstörungen) mit einem Prädilektionsalter im ersten Lebensjahr gesehen haben. Ältere Kinder sind in den beiden anderen Gruppen zu finden, die sich insbesondere durch Auffälligkeiten in der Mutter-Kind-Interaktion auszeichnen. Durch unsere Befunde wurde dieser Eindruck einer schwereren Interaktionsstörung bei den älteren Kindern mit Fütterstörung und Bindungsproblemen bestätigt.

Damit scheint aufgrund der Schwere der Interaktionsstörung eine Einteilung in mindestens die beiden Subgruppen mit und ohne relevante Interaktionsstörung sinnvoll.

Die höchsten EA-Summenscores fanden wir in der Gruppe der Regulationsstörungen. Es handelt sich hierbei definitionsgemäß eher um transiente Verhaltensprobleme als um Störungen, sodass dieses Ergebnis nicht überrascht.

Bezüglich der therapeutischen Konsequenzen fanden wir einen deutlichen Zusammenhang der Qualität der Eltern-Kind-Interaktion mit den notwendigen und empfohlenen therapeutischen Maßnahmen. Je niedriger der EA-Summenscores war, desto intensivere therapeutische Maßnahmen waren indiziert. Weil diese Befunde unabhängig von den diagnostischen Kategorien erhoben wurden, spricht dies für eine eher dimensionale Sicht frühkindlicher Psychopathologie. Es muss weiter untersucht werden, ob die Emotional Availability Scales möglicherweise als Screening-Instrument geeignet sind, prognostische Voraussagen über notwendige Therapieintensität zu machen.

Im Gruppenvergleich vor und nach Einführung einer Spezialsprechstunde sinkt das Durchschnittsalter von 2;9 auf 1;8 Jahre. Der zuvor gefundene lineare Altersanstieg weist auf einen »inversen Überhangeffekt« mit zufälligen Vorstellungen aus dem Altersbereich unterhalb des klassischen Spektrums ab dem sechsten Lebensjahr hin. Mit der Einführung der Spezialsprechstunde finden sich Altersspitzen im ersten Lebensjahr (»klassische« Regulationsstörungen) und wieder ab dem zweiten Lebensjahr, was dem spezifischen Prädilektionsalter der typischen Störungen und damit einem indikationsgeleiteten Konsultationsmodus entspricht.

Die vorliegenden Daten unterstützen die Hypothese, dass das Spezialangebot einer kinderpsychiatrischen »Baby- und Kleinkindsprechstunde« zur Spezifizierung und Validierung der ärztlichen Diagnostik und damit zu einem Qualitätszuwachs bei den jüngsten Patienten beiträgt.

Literatur

American Psychiatric Association (1994): Diagnostic and Statistical Manual of Mental Disorders. 4. Aufl. Washington, DC.

Biringen, Z. (2000): Emotional availability: conceptualization and research findings. Am. J. Orthopsychiatry 70(1): 104–114.

Biringen, Z.; Robinson, J. L.; Emde, R. N. (1998): The Emotional Availability scales. 3. Aufl. Fort Collins: Department of Human Development and Familiy Studies. Colorado State University.

Boris, N. W.; Zeanah, C. H.; Larrieu, J. A.; Scheeringa, M. S.; Heller, S. S. (1998): Attachment disorders in infancy and early childhood: a preliminary investigation of diagnostic criteria. Am. J. Psychiatry 155(2): 295–297.

Chatoor, I.; Getson, P.; Menvielle, E.; Brasseaux, C.; O'Donnell, R.; Rivera, Y.; Mrazek, D. (1997): A feeding scale for research and clinical practice to assess mother – infant interactions in the first three years of life. Infant Mental Health Journal 18(1): 76–91.

Dunitz-Scheer, M.; Scheer, P.; Kvas, E.; Macari, S. (1996): Psychiatric Diagnosis in Infancy: A Comparison. Infant Mental Health Journal 17(1): 12–23.

Emde, R. N. (1980): Emotional availability: A reciprocal reward system for infants and parents with implications for prevention of psychosocial disorders. In: Taylor, P. M. (Hg.), Parent-Infant Relationships. Orlando.

Emde, R. N.; Easterbrooks, M. A. (1985): Assessing emotional availability in early development. In: Frankenberg, D. K.; Emde, R. N.; Sullivan, J. W. (Hg.), Early Identification of Children at Risk: An International Perspective. New York, S. 79–101.

Emde, R. N.; Wise, B. K. (2003): The cup is half full: Initial clinical trials of DC: 0–3 and a recommendation for revision. Infant Mental Health Journal 24(4): 437–446.

Feeney, J. A. (2000): Implications of attachment style for patterns of health and illness. Child Care Health Dev. 26(4): 277–288.

Keren, M.; Feldman, R.; Tyano, S. (2001): Diagnoses and interactive patterns of infants referred to a community-based infant mental health clinic. J. Am. Acad. Child Adolesc. Psychiatry 40(1): 27–35.

McCarthy, P.; Freudigman, K.; Cicchetti, D.; Mayes, L.; Benitez, J. L.; Salloum, S.; Baron, M.; Fink, H.; Anderson, R.; LaCamera, R. (2000): The mother-child interaction and clinical judgment during acute pediatric illnesses. J. Pediatr. 136(6): 809–817.

Oepen, G.; Wiefel, A.; Wollenweber, S.; Lehmkuhl, U. (2001): Skalen zur Emotionalen Verfügbarkeit. Deutsche Übersetzung der Emotional Availability Scales. Unveröffentlichtes Manuskript. Berlin.

Papousek, M.; von Hofacker, N. (1998): Persistent crying in early infancy: a non-trivial condition of risk for the developing mother-infant relationship. Child Care Health Dev. 24(5): 395–424.

Remschmidt, H.; Schmidt, M.; Poustka, F. (Hg.) (2001): Multiaxiales Klassifikationsschema. Bern.

Thomas, J. M.; Clark, R. (1998): Disruptive behavior in the very young child: Diagnostic Classification: 0–3 guides identification of risk factors and relational interventions. Infant Mental Health Journal 19(2): 229–244.

Weston, D. R.; Thomas, J. M.; Barnard, K. E.; Wieder, S.; Clark, R.; Carter, A. S.; Fenichel, E. (2003): DC: 0–3 Assessmant Protocol Project: Defining a comprehensive information set to support DC 0–3 Diagnostic Formulation. Infant Mental Health Journal 24(4): 410–427.

Zeanah, C. H.; Boris, N. W.; Scheeringa, M. S. (1997): Psychopathology in infancy. J. Child. Psychol. Psychiatry 38(1): 81–99.

Zero-to-Three (1999): Diagnostische Klassifikation: 0–3. Seelische Gesundheit und entwicklungsbedingte Störungen bei Säuglingen und Kleinkindern. Wien u. a.

Eva Möhler und Franz Resch

Regulationsstörungen im zweiten und dritten Lebensjahr

Der Beitrag beleuchtet die »Umbruchphase», in der sich das Kind vom Baby zum Kindergartenkind entwickelt. Dabei versuchen wir, sowohl den »Babyaspekten« als auch den Kleinkindgesichtspunkten dieser Altersphase gerecht zu werden. Im zweiten Teil soll die spezifische Interaktion zwischen Entwicklungs- und Temperamentsbedingungen des Kindes im zweiten und dritten Lebensjahr geschildert werden, da die Autoren hier einen wissenschaftlichen Schwerpunkt setzen.

Das zweite und dritte Lebensjahr leitet vom Säuglingsalter in die Kindergartenzeit über. Aus dieser banalen Tatsache ergibt sich ein äußerst komplexes Störungsspektrum, das auf der einen Seite die Ausläufer der Säuglingsdysregulationen umfasst und auf der anderen Seite bereits die Frühformen der späteren klassischen kinder- und jugendpsychiatrischen Syndrome.

Auch für Eltern ist die Belastung in dieser Altersphase besonders groß, da sie den Säuglingsbedürfnissen (Wickeln, Füttern, Tragen) gerecht werden und auch schon mit komplexeren emotionalen Äußerungen wie Trotz und Aggressivität oder Ängsten, Anklammern und Weinerlichkeit des Kindes fertig werden müssen.

Störungen als Ausläufer von Säuglingsdysregulationen

So sehen wir besonders im zweiten Lebensjahr noch sehr häufig Schlaf- und Fütterstörungen, welche sich in den definitorischen Kategorien der kinder- und jugendpsychiatrischen Leitlinien für das Säuglingsalter fassen lassen. Bald werden aber auch eigene Leitlinien für das zweite und dritte Lebensjahr zur Verfügung stehen.

Demnach ist eine *Fütterstörung* gekennzeichnet durch Nahrungsverweigerung, Rumination/Erbrechen oder von den Eltern als provokativ empfundenes oder grob altersunangemessenes Essverhalten. Andererseits könnte es sich um Kau-, Saug- und Schluckprobleme handeln oder bizarre Essgewohnheiten hinsichtlich Art und Anzahl akzeptierter Nahrungsmittel. Als objektive Hinweise für eine Fütterstörung werden folgende Kriterien herangezogen: Die Mahlzeiten dauern durchschnittlich länger als 45 Minuten oder/und es liegt zwischen den Mahlzeiten ein Intervall, das kürzer als zwei Stunden ist. Die Fütterstörung kann, muss aber nicht von einer Gedeihstörung begleitet sein. Letztere manifestiert sich durch ein Gewicht, das unterhalb der dritten Perzentile liegt und/oder einem Wechsel von mehr als zwei Gewichtsperzentilenkurven durch Gewichtsverlust oder -stillstand über einen Zeitraum von mindestens drei Monaten.

Hinter diesen eher technischen Definitionen stehen oft schwere Eltern-Kind-Interaktionsstörungen mit massivem Leidensdruck für Mutter und Kind. Ernährungsprotokolle und Videoaufnahmen der Füttersituation können erste Hinweise auf die Störungsursachen geben, die häufig in einer massiven Angst der Mutter vor Unterernährung des Kindes begründet sind. Letztere führt zu aufdringlichen bis hin zu intrusiven Füttersituationen mit konsekutiver aversiver Reaktion des Kindes, das schließlich im Extremfall mit Nahrungsverweigerung reagieren kann. Bei interaktionell (also nicht organisch bedingter) Gedeihstörung sollte niederschwellig an eine stationäre Aufnahme möglichst von Mutter und Kind gedacht werden, bevorzugt in einer spezialisierten Einrichtung wie an der Psychosomatischen Universitätsklinik München-Harlaching (Leitung Dr. N. v. Hofacker). Hier hat das Kind die Chance, unter somatischer Überwachung eine freie Ess-Situation zu erleben, das heißt, das Kind muss nur essen, wenn es danach verlangt. Es darf den Zugang zum Essen spielerisch wieder lernen, auch durch »Matschen« mit dem Essen. Die Ängste der Mutter müssen gleichzeitig aufgegriffen und behandelt werden, damit eine unbelastetere Ess-Situation für Mutter und Kind entstehen kann. Auch in Heidelberg gibt es eine interdisziplinäre Ambulanz und stationäre Strukturen für die Versorgung von Kleinkindern.

Schlafstörungen sind gleichfalls ein aus der Säuglingszeit persistierendes Symptom, über das Eltern von ein- bis zweijährigen Kindern klagen. Definiert werden diese Schlafstörungen in den Leitlinien der Fachgesellschaften für Kinder- und Jugendpsychiatrie als Einschlafstörung oder Durchschlafstörung, wobei Erstere eine Einschlafzeit von mehr als 30 Minuten voraussetzt und die Tatsache, dass das Einschlafen nur mit Einschlafhilfe der Eltern erfolgt. Als Durchschlafstörung bezeichnet man nächtliches Aufwachen von mehr als drei Mal in mindestens vier Nächten der Woche und/oder nächtliche Aufwachperioden, die im Durchschnitt länger als 20 Minuten sind. Auch hier steckt oft eine lange Leidensgeschichte der Eltern dahinter, die sich erst in der Ambulanz melden, wenn sie vollkommen erschöpft sind. Im zweiten und dritten Lebensjahr muss man dabei davon ausgehen, dass es sich bei der Schlafstörung um ein erlerntes Verhalten handelt oder um die mangelnde Fähigkeit des Kindes, allein (wieder) einzuschlafen. Diese hätte es im ersten Lebensjahr erlernen sollen, sodass die Störung in der Regel hier ihren Ausgang nimmt. Ohne Intervention persistieren solche Störungen häufig bis ins vierte Lebensjahr. Schlafinterventionen bestehen in der Einführung von Zu-Bett-Geh-Ritualen, aber auch im konsequenten Abbau von elterlichen Einschlafhilfen. Das Kind soll sukzessive lernen, Einschlafhilfen zu benutzen, auf die es auch nachts unabhängig von den Eltern wieder zurückgreifen kann, etwa ein Kuscheltier. Es sollte ohne die elterliche Gegenwart abends einschlafen, damit es diese auch nachts nicht braucht bei einer – in diesem Alter durchaus noch physiologischen – nächtlichen Aufwachphase. Diese Intervention klingt einfach, scheitert aber in der Realität oft auch schon am starren Beziehungsgefüge mit gegenseitigen Trennungsängsten und Abgrenzungsproblemen, welche im Rahmen einer Eltern-Kind-Therapie bearbeitet werden müssen. Die Schlafstörungen sind dabei oft nur Teil einer sehr komplexen Symptomatik aus anklammerndem und tyrannischem Verhalten des Kindes, welches durch unzureichende oder unklare elterliche Grenzsetzung oder auch als Reaktion durch elterliche Ängste und Depressionen bedingt ist.

Die Schlafstörungen können aber auch bereits Teil einer allgemeinen Angststörung mit erhöhter Trennungsempfindlichkeit und Angstdisposition sein und insofern bereits überleiten in die umschriebeneren klinischen Syndrome des Kleinkind- und Vorschulalters.

Regulationsstörungen unter »Kleinkindaspekten«

Ein wesentlicher Unterschied der Kleinkind-Dysregulationen besteht gegenüber den geschilderten Baby-Dysregulationen darin, dass sie sich bereits orientierend in externalisierende und internalisierende Verhaltensauffälligkeiten aufteilen lassen.

Da wir in diesem frühen Alter die Psychopathologie quasi in statu nascendi sehen, beurteilen wir diese Störungen aus einem Blickwinkel, welcher sowohl temperamentspezifische Gegebenheiten als auch Umgebungsfaktoren berücksichtigt. Dieser multifaktorielle ätiopathogenetische Ansatz soll im Folgenden am Beispiel der Entwicklungslinien und ihrer phasentypischen Begleiterscheinungen kurz dargestellt werden.

Internalisierende Symptome im zweiten und dritten Lebensjahr

Vor allem im dritten Lebensjahr kann bereits eine Neigung zu mutistischen oder phobischen Reaktionen oder zu übertriebener Trennungsängstlichkeit diagnostiziert werden. Diese Reaktionen finden sich typischerweise *nicht* bei eher zu Expansivität neigenden Kleinkindern und können durchaus *Vorläufer* manifester Angststörungen im späteren Kindesalter sein.

Aufgrund von mehreren longitudinalen Untersuchungen fand Kagan eine Stabilität des ängstlichen Rückzugsverhaltens gegenüber neuen Reizen (unbekannten Objekten und Personen) vom Kleinkindalter (21 Monate) bis in die Vorschulzeit (Kagan et al. 1987a; Biederman et al. 1993). Seinen Ergebnissen zufolge ließen sich 15 Prozent der Kinder bezüglich dieser ängstlichen Reagibilität einer von zwei Extremgruppen zuordnen, welche er als distinkte Kategorien betrachtet. Die Entwicklung dieser 33 hoch reagiblen und 38 besonders ungehemmten Kinder wurde selektiv verfolgt und die Reagibilität mit 4, 5;6 und 7;6 Jahren erneut erhoben. Dabei wurde für jede Altersstufe ein entwicklungsgerechter »Index of Inhibition« gebildet. Die kognitive Entwicklung der Kinder wurde mit fünfeinhalb Jahren untersucht und kein signifikanter Unterschied festgestellt. Für den Index of Inhibition bestanden jedoch signifikante intraindividuelle Zusammenhänge mit früheren Messzeitpunkten. In weiteren Untersuchungen an selektierten und unselektierten Stichproben (Kagan 1997) fand sich eine Entsprechung zwischen hoher Reagibilität, herabgesetzter Explorationsneigung und sozialer Ängstlichkeit mit 14, 20, 32 und 48 Monaten.

Diese Befunde unterstreichen, dass es durchaus klinisch relevant werden kann, wenn ein kleines Kind sich häufig bei verschiedenen Stimuli ängstigt und zur Mutter flüchtet, da dieses Merkmal eine hohe Stabilität aufweist. In der klinischen Praxis ist dabei darauf zu achten, nicht jegliche Angstregung eines Kleinkindes zu bagatellisieren, sondern die nicht ganz unbegründete Sorge des das Kind zur Vorstellung bringenden Elternteils ernst zu nehmen. Gleichzeitig sind die Eltern von Schuldgefühlen zu entlasten, da für die Ängstlichkeit nicht ausschließlich Erziehungsfehler verantwortlich gemacht werden können, sondern offensichtlich Merkmale existieren, die eine *Veranlagung* des Kindes zur Ängstlichkeit nahe legen.

So begann die Arbeitsgruppe um Kagan (Kagan u. Snidman 1991) mit der Untersuchung der hohen Reagibilität bereits im Säuglingsalter (vier Monate) an fast hundert Kindern mit dem Ergebnis, dass vier Monate alte Kinder mit einer niedrigen Schwelle für sowohl motorische als auch vokale heftige Reaktionen auf unbekannte Stimuli mit größerer Wahrscheinlichkeit eine Verhaltenshemmung und Ängstlichkeit im Verlauf der frühen Kindheit (14 Monate) entwickelten als solche Säuglinge, die eine hohe Erregungsschwelle gegenüber den genannten Reizen zeigen.

Eine Vorhersagbarkeit der Gehemmtheit mit zwei Jahren wurde auch von der Arbeitsgruppe um Lewis Lipsitt (LaGasse et al. 1989) mithilfe eines bereits in der Neonatalperiode ansetzenden Versuchsplans bestätigt: Sie untersuchten die Saugrate zwei Tage alter Babys nach Zugabe von Saccharose in die Trinkflüssigkeit und fanden, dass die Kinder, die in Reaktion auf die Versüßung ihre Saugrate überdurchschnittlich erhöhten, sich zu tendenziell gehemmten Zweijährigen im Sinne Kagans, aber auch zu unsicher gebundenen achtzehnmonatigen Kleinkindern entwickelten. Aus dem Jahr 1976 liegt eine Arbeit vor, der zufolge sich irritable Neugeborene signifikant häufiger zu schüchternen Zweijährigen entwickelten (Yang et al. 1976).

Die starke Reaktion auf verschiedene Stimuli im Alter von 16 Wochen als Prädiktor für einen behavioral inhibierten Stil gegenüber unvertrauten Reizen mit fünf Jahren ging in den Untersuchungen Kagans mit tendenziell zeitstabilen *psychophysiologischen* Auffälligkeiten einher: Viele (nicht alle!) der hoch reagiblen Kinder zeichneten sich nach Kagans Befunden durch eine höhere und regelmäßigere basale Herzfrequenz und einen höheren Sympathikotonus (gemessen unter anderem durch den diastolischen Blutdruck) aus. Dabei standen vor allem die basale Herzfrequenz sowie deren Variabilität mit späterer behavioraler Inhibition im Zusammenhang, wobei die basale Herzfrequenz bereits pränatal und zwei Wochen postpartal erfasst wurde und eine durchschnittliche basale Erhöhung aufwies, wenn das Kind sich mit 14 Monaten als hoch reagibel und behavioral inhibiert zeigte. Dieser neonatale psychophysiologische Parameter korrelierte besser mit den Verhaltensdaten als kardiale Messwerte mit vier und 14 Monaten (Kagan 1994; Kagan et al. 1987b). Weitere zeitstabile und mit den klinischen Parametern der Angstneigung in signifikanter Verbindung stehende Größen sind die Pupillenerweiterung, Muskelspannung, Adrenalin- und Kortisol-Sekretion sowie eine rechtsfrontale Asymmetrie im Enzephalogramm, wobei diese genannten Parameter weniger stabil erschienen als die kardialen Messgrößen. Mit der rechtsfrontalen Asymmetrie werden außerdem Befunde in Verbindung gebracht, nach denen hoch reagible Kinder und Erwachsene eine größere Temperaturdifferenz zwischen rechter und linker Gesichtshälfte zeigen.

Dennoch besteht kein linearer Zusammenhang zwischen den psychophysiologischen und den behavioralen Daten, was Kagan (1994) damit erklärt, dass beide Prozesse zwar über die Exzitabilität der Amygdala vermittelt werden, jedoch von dort aus über unterschiedliche Bahnen.

Die Tatsache, dass die Reagibilität als Temperamentsmerkmal bezeichnet wird, impliziert jedoch keine ausschließlich genetische Determination dieser dispositionellen Größe. Zwillingsstudien ergaben einen signifikanten genetischen Anteil der hohen Reagibilität im zweiten Lebensjahr (Robinson et al. 1992; DiLalla et al. 1994) mit doppelt so hohen Konkordanzen bei eineiigen im Vergleich zu zweieiigen Zwillingen.

Es lassen sich ethnische und kulturelle Einflüsse auf die Reagibilität nachweisen (Kagan 1994), auch scheint es geschlechtsspezifische Unterschiede zu geben: Mädchen wurden etwas häufiger als behavioral inhibiert klassifiziert (Kagan 1992).

Dies bedeutet also nicht, dass aus jedem hoch reagiblen Säugling ein gehemmtes Kleinkind wird und dieses sich dann zwangsläufig zum sozialphobischen Schulkind entwickelt: Kagan formulierte selbst die Hypothese (Kagan et al. 1988; Kagan 1999), dass für die Aktualisierung schüchternen und furchtsamen Verhaltens mit zwei Jahren zusätzliche Umweltstressoren auf die originale Temperamentsdisposition einwirken müssten. Rosenbaum et al. (1992) fanden in einer Untersuchung zum Einfluss *elterlicher Psychopathologie* bei Eltern von behavioral inhibierten Kindern mit Angststörungen eine erhöhte Rate an Angsterkrankungen verglichen mit Eltern von Kindern mit behavioraler Inhibition, aber ohne Angststörungen, und mit Eltern von Kindern ohne behaviorale Inhibition und ohne Angststörungen. Dies deutet darauf hin, dass die Reagibilität als Vulnerabilitätsfaktor sich durch das Zusammenleben mit einem angsterkrankten Elternteil schließlich eher im Sinne einer Angsterkrankung manifestiert. Familiäre Einflüsse auf die frühe Entstehung der hohen Reagibilität selbst werden jedoch hauptsächlich in einer Arbeit von Hill und Mitarbeitern (1999) ansatzweise thematisiert, welche die Reagibilität als ein Kennzeichen von jungen Kindern aus Familien mit einem erhöhten Risiko für Substanzmissbrauch beschreiben. In den umfangreichen Arbeiten von Engfer (u. a. Engfer u. Schneewind 1982) deutete sich eine Beziehung zwischen kindlicher Schüchternheit und elterlichem Interaktionsverhalten in Form von Misshandlung an. In Kagans Untersuchungen erwies sich außerdem die Geburtsreihenfolge als Einfluss nehmender Faktor: So waren zwei Drittel der hoch reagiblen Kinder Zweit- oder Spätergeborene, zwei Drittel der niedrig reagiblen Kinder Erstgeborene. Dabei spielte die soziale Herkunftsschicht der Kinder in den geschilderten Untersuchungen keine Rolle, ebenso wenig wie die Intelligenz der Kinder (Kagan et al. 1988).

Zu bedenken ist auch, dass ja die psychophysiologische Reizreagibilität auch durch traumatische Erfahrungen verändert werden kann.

Präventive und therapeutische Ansätze

In einem DFG-geförderten Forschungsprojekt untersuchen die Autoren derzeit potenzielle Einflussfaktoren wie mütterlicher Erziehungsstil, mütterliche Psychopathologie und -physiologie und mütterliches und väterliches Temperament auf die Manifestation der »behavioralen Inhibition« mit 14 Monaten. Dies dient dem Ziel, protektive Faktoren zu identifizieren, die bei Vorliegen einer entsprechenden Disposition im Säuglingsalter die Ausprägung der Ängstlichkeit im Kleinkindalter mildern können. Diese Faktoren werden für die klinische Elternberatung und Behandlung der Eltern-Kind-Dyaden besonders im zweiten und dritten Lebensjahr dringend benötigt.

Derzeit empfehlen wir klinisch die soziale Exposition des Kindes – auch bei Klammern, Mutismus und mangelnder Integration des Kindes –, um den »Bekanntheitsgrad« sozialer Stimuli zu erhöhen, damit sie künftig vom Kind als weniger »diskrepant« wahrgenommen werden können, da ja vor allem in der »Diskrepanz« (also in der Unbekanntheit sozialer Situationen im Vergleich zu den sonstigen Erfahrungen des Kleinkindes) das ängstigende Moment für das Kleinkind zu suchen ist. Kinderturnen, Krabbelgruppen, Spielstuben, Spielplätze und so fort können hier durchaus therapeutische und präventive Funktion haben. Dem stehen nicht selten mütterliche Sozialängste im Weg, welche unbedingt diagnostiziert, thematisiert und therapiert werden müssen, um dem Kind eine angstverstärkende Entwicklung in die soziale Isolation zu ersparen. Der allgemein gültige verhaltenstherapeutische Grundsatz, dass Vermeidung des angstauslösenden Stimulus langfristig die Angst verstärkt, gilt besonders im frühen Kindesalter, da hier Lernvorgänge tief imprimiert werden (»critical period« nach Schore 1994).

Externalisierende Symptome im Kleinkindalter

Alle Kleinkinder im zweiten Lebensjahr zeigen eine *entwicklungspsychologisch bedingte* Phase der Expansivität. Dies ist in der Beratung von Eltern zu berücksichtigen, welche darüber klagen, dass ihr 13, 15 oder 18 Monate altes Kind eine Tendenz zur ständigen motorischen Unruhe und zu unkontrollierten Handlungen habe. Dabei wird über Zerstören von Gegenständen, Schlagen, Beißen, Werfen von Gegenständen, Weglaufen und Schreien berichtet. Diese Verhaltensweisen sind vor Abschluss des zweiten Lebensjahrs als durchaus normal zu bewerten und werden hier nur deshalb erwähnt, weil Kinder dieser Altersphase von ihren Eltern immer wieder in unserer interdisziplinären Säuglings- und Kleinkindambulanz mit der Frage »Wird mein Kind hyperaktiv, aggressiv oder destruktiv?« vorgestellt werden. Mit der Vollendung des zweiten Lebensjahrs sollte das Kind in seinen exekutiven Funktionen bezüglich Handlungsplanung und Impulskontrolle so weit gereift sein, dass es sich weitestgehend sozial erwünscht *verhalten kann* (auch wenn es das natürlich noch nicht immer tut).

Die Fähigkeit dazu entsteht durch eine Interaktion von neurobiologischen Entwicklungsschritten und erzieherischen Einflüssen, sodass die ab dem dritten Lebensjahr zu diagnostizierenden expansiven Störungen, wie persistierendes Schlagen, Beißen und Zerstören durch Störungsprozesse auf beiden Linien bedingt sein können.

Auch für die expansiven Störungen wird dabei eine spezifische Vulnerabilität angenommen: Der behavioralen Inhibition Kagans stellt Gray (1982) ein behaviorales Aktivationssystem (BAS) gegenüber. Die Reagibilität gegenüber Einschränkungen und Frustrationen sei dabei der Ausdruck des behavioralen Aktivationssystems, das mit Impulsivität und meist positiver Affektivität gekoppelt sei. Das behaviorale Aktivationssystem wird nach Gray (1982) durch Belohnung gesteuert und hat sein neurophysiologisches Substrat in den Basalganglien.

Insbesondere nennt Gray das dorsale und ventrale Striatum sowie das dorsale und ventrale Pallidum und die dopaminergen Nervenbahnen, welche vom Mittelhirn zu den Basalganglien aufsteigen. Gleichzeitig seien thalamische Kerne und der präfrontale, motorische und sensomotorische Kortex beteiligt. Es lassen sich Parallelen herstellen zwischen dem behavioralen Aktivationssystem, der Impulsivität, der Extraversion Eysencks (1994) und der positiven Affektivität Rothbarths.

Das behaviorale Aktivationssystem fördert also exploratorisches und zielgerichtetes Verhalten durch Freisetzung von Dopamin, es wird auch als »on switch« betrachtet. Depue und Collins (1999) setzten es mit der Extraversion gleich. Es wird auch Behavioral Facilitation System genannt. Hohe Spiegel von Dopamin fördern auch im Tierexperiment extravertiertes belohnungs- und vergnügungsorientiertes Benehmen, niedrige Spiegel zeigen den entgegengesetzten Effekt.

Bei Säuglingen und Kleinkindern wurde die Temperamentsdimension des Neugierverhaltens longitudinal untersucht. Diese zeigt offenbar eine intraindividuelle Stabilität: Ergebnisse von Calkins (1997), Fox und Stifter (1992) und Rothbarth (1988) liefern eine indirekte Bestätigung durch Befunde, denen zufolge positive Reagibilität auf neue Reize im Säuglingsalter Vorhersagen über Annäherungs- und Explorationstendenzen mit sechs Jahren erlaubt. Kinder mit höherem Explorationsverhalten wiesen dabei eine deutliche linksfrontale Aktivierung des Enzephalogramms auf.

Die Aktivation und Annäherungsdimension alleine scheint jedoch für die expansiven Störungen im Kleinkindalter nicht ausschlaggebend zu sein, vielmehr muss auch die *Impulsivität* als dispositionelle Größe in die pathogenetischen Überlegungen einbezogen werden.

Als biologischer Marker für die Impulsivität scheint die Reduktion der Aktivität des serotonergen Systems dienen zu können (Coccaro et al. 1989). Dass es sich hierbei um eine Disposition zu handeln scheint, wird daraus deutlich, dass bereits Neugeborene erniedrigte Serotoninspiegel haben, wenn in der Familienanamnese eine Impulsivität bekannt ist (Constantin 1997).

Caspi und Silva (1995) konnten dabei nachweisen, dass Kinder, die im Alter von drei Jahren als impulsiv unbeherrscht eingeschätzt worden waren, noch im Alter von 18 Jahren vergleichbare Züge aufweisen. Diese Eigenschaft zeigte in den Untersuchungen von Shoda et al. (1990) eine Zeitstabilität von zehn Jahren.

Merkmale von Impulsivität sind zum Beispiel abruptes Abbrechen von Handlungen, Beziehungen und Planungen sowie rasche Interessenszuwendung und ebenso rascher Interesseverlust, Improvisation ohne vorherige Planung in wichtigen Situationen, Ablenkbarkeit als Folge der beständigen »Stimulussuche», ein häufig eher chaotischer Sprechstil, Beeinträchtigung des Lernens durch »Trial and Error« und eine Verminderung der Stresstoleranz, das heißt, impulsive Menschen geraten schneller in Panik oder Aufregung.

Revelle und Richards (1987) präsentieren Daten, denen zufolge wenig impulsive Menschen morgens einen hohen und abends einen niedrigen Erregungslevel haben, hoch impulsive einen umgekehrten Tagesrhythmus des Arousal-Levels zeigen. Dieser Befund steht in partiellem Widerspruch zur Theorie Eysencks (1994) und Strelaus (1984), da offensichtlich keine geradlinige Beziehung zwischen der absoluten Höhe des Arousal und dem Temperament besteht, sondern hier vielmehr situative und diurnale Aspekte berücksichtigt werden müssen.

Ein mit der Impulsivität von Kleinkindern zusammenhängender Begriff ist auch der Terminus der Affektregulation, welcher im Folgenden näher erläutert werden soll, da die Emotions- oder auch Affektregulation einen entscheidenden Anteil an der Ausformung der kindlichen Persönlichkeit (wie auch der des Erwachsenen) hat, und auch in den Extremvarianten der Persönlichkeitsstörungen eine zentrale Funktion hat.

Affektregulation wird als die Fähigkeit bezeichnet, einen affektives Arousal im Rahmen der Anpassungsprozesse zu kontrollieren, zu modulieren und zu modifizieren.

Posner und Rothbarth (1980) untersuchten bei Kleinkindern eingehend die Funktion von Aufmerksamkeitsparametern als Regulativ der Emotionen. Diese bestätigte sich in mehreren Studien, wobei dem vorderen Cingulum eine bedeutende Rolle eingeräumt wird. Jüngere Untersuchungen bestätigen dies empirisch: Von Rothbarth und Derryberry (1981) wird beschrieben, dass eine verringerte Fähigkeit zu selektiver Aufmerksamkeit mit einer negativeren und instabileren Affektivität einhergeht. Die Autoren fanden außerdem, dass frühe Aufmerksamkeitskapazität mit einer besseren Regulation negativer Emotionen zusammenhängt. Matheny und Mitarbeiter(1985) kamen zu demselben Ergebnis und fanden außerdem mehr positiven Affekt bei neun Monate alten sowie einjährigen und zweijährigen Kindern mit höherer Aufmerksamkeitsspanne. Eisenberg und Fabes (1992) fanden einen Zusammenhang zwischen verminderter Aufmerksamkeitsspanne und negativer Affektivität, Shoda und Mitarbeiter (1990) bestätigten dies längsschnittlich. Auch bei Erwachsenen konnte ein solcher Zusammenhang gefunden werden.

Emotionen organisieren das Verhalten und formen die Persönlichkeit durch Signale an das Selbst und andere und durch die Regulation von Wahrnehmungen und Gedankeninhalten (Sroufe 1988; Resch 1999; Resch u. Parzer 2000). In den ersten Monaten des Lebens kontrollieren die Affekte das Selbst, das Kind hat wenig Möglichkeit, sich selbst zu regulieren. Adaptives Funktionieren und normale Persönlichkeitsentwicklung werden dadurch erleichtert, dass der Organismus Möglichkeiten und Strategien erlernt, seine emotionale und physiologische Erregung innerhalb gewisser Grenzen zu halten.

Zunächst wird dies von der Mutter unterstützt und gebahnt, jedoch ist es bereits eine wesentliche Entwicklungsaufgabe des ersten Jahres im Leben eines Kindes, die Selbstkontrolle über seine Reaktionen auf exogene und endogene Stimuli zu erlernen (Cloninger 1999). Diese zunehmenden Kontrollleistungen erfüllen den Zweck, die Vorhersagbarkeit der inneren und äußeren Umwelt zu steigern und dadurch negative Erlebnisse von Desorientierung zu vermeiden. Gleichzeitig dient die Affektregulation der Desaktualisierung und dem Belohnungsaufschub, beides zentrale Größen für die soziale und funktionale Integration des Kleinkindes.

Therapie

Zu berücksichtigen ist in der Elternberatung, dass speziell das zweite Lebensjahr eine Phase intensiver Belastung vor allem für die Mütter darstellt, welche in unserer Beratungssituation entlastet und emotional unterstützt, teilweise auch begleitet werden müssen, um diese Phase durchzustehen, vor allem wenn sie ein Kind haben, welches anlagebedingt zur Lebhaftigkeit neigt. Dieser Faktor ist wiederum für die Prävention expansiver Störungen von erheblicher Bedeutung, da eine im zweiten Jahr stark überforderte Mutter durch depressive Reaktionen mit Hilflosigkeits- und Ohnmachtsgefühlen erzieherisch insuffizient auf das Verhalten des Kindes eingeht und somit die in dieser Phase anstehende Sozialisation des Kindes nicht ausreichend gewährleisten kann. Dadurch können die oben beschriebenen Verhaltensweisen bis ins dritte Lebensjahr und weiter persistieren, in dem sie nicht mehr normal sind. Es kann dazu kommen, dass Eltern durch intensive Erschöpfung dem Kind dann keine Aufmerksamkeit mehr zuteil werden lassen, wenn es sich nicht destruktiv oder aggressiv oder anderweitig unerwünscht verhält. Elterliche Aufmerksamkeit ist im Kleinkindalter ein außerordentlich potenter Verstärker einer jeden

Verhaltensäußerung, sodass es sehr wichtig ist, dass sich die Eltern Ressourcen für positive Aufmerksamkeit bei erwünschtem Verhalten bewahren, egal wie anstrengend das Kind ist. Die Eltern müssen darin unterstützt werden, dann lieber »Auszeiten« und andere Unterstützungen in dieser besonders anstrengenden Altersphase in Anspruch zu nehmen, als vor Erschöpfung keine Energie zur Verstärkung von erwünschtem Verhalten mehr zu haben. In einem solchen Fall wird sich das Kind zunehmend die negative »Notfallaufmerksamkeit« sichern – durch Handlungen, die elterliche Interventionen erzwingen.

Somit gelten für die »Behandlung« oder Erziehung der zur Expansivität neigenden Kleinkinder ähnliche Grundsätze, wie man sie Eltern von älteren hyperaktiven Kindern vermittelt, da ja auch im Kleinkindalter die exekutiven Funktionen schwach sind, auch wenn es sich dabei in dieser Altersphase meist nur um eine *entwicklungsbedingte* Defizienz der Handlungsplanung und Impulskontrolle handelt, welche noch reifen kann. Daher ist auch Zurückhaltung gegenüber einer vorschnellen Etikettierung eines Kleinkindes als »hyperaktiv« geboten. Es ist den Eltern gegenüber vielmehr zu betonen, dass viele Kleinkinder nur eine kurze Aufmerksamkeitsspanne und eine große Impulsivität besitzen, selbst wenn sie später nicht hyperaktiv werden. Die exekutiven Funktionen benötigen Zeit und eine kontinuierliche Erziehung, die liebevoll und konsequent zugleich ist, um im zweiten und dritten Lebensjahr zur Funktionsfähigkeit heranzureifen. Bis dahin muss in der Beratungssituation unbedingt anerkannt werden, dass die Eltern einiges auszuhalten haben. Das für viele Eltern erstaunliche oder auch erschreckende Paradoxon muss unbedingt angesprochen werden, dass ein Wesen, welches nicht einmal Nahrungsaufnahme und -ausscheidung allein bewältigen kann, gleichzeitig ein erhebliches Zerstörungs- und Aktivitätspotenzial hat. Durch diese Kluft zwischen maximaler Abhängigkeit und schwer eingrenzbarer Autonomiebestrebungen des Kindes entstehen oft massive emotionale Belastungen der Eltern, welche in der Sprechstunde thematisiert werden müssen, oft auch in mehreren Sitzungen. Die Inanspruchnahme von Unterstützung ist daher auch keinesfalls als Insuffizienz, sondern als gutes Recht der Eltern zu werten. Leider werden in der frühen Kindheit Probleme zwischen Eltern und Kind und ein oft erheblicher Leidensdruck beider »Parteien« nicht oder nicht an der richtigen Stelle oder eben erst

Jahre später angesprochen. Die Praxis der Eltern-Kleinkind-Beratung sollte aus präventiver Sicht unbedingt weitere Verbreitung und gesellschaftliche Akzeptanz erlangen, um durch oft einfache Interventionen vielen Eltern-Kind-Dyaden ein unbelasteteres Miteinander zu ermöglichen.

Literatur

Biederman, J.; Rosenbaum, J. F.; Bolduc-Murphy, E. A.; Faraone, S. V.; Chaloff, J.; Hirshfeld, D. R.; Kagan, J. (1993): A 3-year follow-up of children with and without behavioral inhibition. J. Am. Acad. Child Adolesc. Psychiatry 32 (4): 814–821.

Calkins, S. D. (1997): Cardiac vagal tone indices of temperamental reactivity and behavioral regulation in young children. Developmental Psychobiology 31 (2): 125–135.

Caspi, A.; Silva, P. A. (1995): Temperamental qualities at age three predict personality traits in young adulthood. Longitudinal evidence from a birth cohort. Child Development 66: 55–68.

Cloninger, C. R. (1999): Personality and Psychopathology. Washington/London.

Coccaro, E. F.; Siever, L. J.; Klar, H. M. (1989): Serotonergic studies in patients with affective and personality disorders. Archives of General Psychiatry 46: 587–599.

Constantin, J. N. (1997): CSF HIAA and family history of antisocial personality disorder in newborns. Am J. Psychiatry 154: 1771–1773.

Depue R. A.; Collins, P. F. (1999): Neurology of the structure of personality Behav. Brain 22(3): 491–517.

DiLalla, L. F.; Kagan, J.; Reznick, J. S. (1994): Genetic etiology of behavioral inhibition among 2-year old children. Infant behavior and Development 17: 405–412.

Eisenberg, N.; Fabes, R. A. (Hg.) (1992): Emotion and its regulation in early development. New directions in child development (Nr. 55). San Francisco.

Engfer, A.; Schneewind, K. A. (1982): Causes and consequences of harsh parental punishment. An empirical investigation in a representative sample of 570 german families. Child Abuse Negl. 6(2): 129–139.

Eysenck, H. J. (1994): Neuroticism and the illusion of mental health. American Psychologist 49 (11): 971–972.

Fox, N. A.; Stifter, C. A. (1992): Biological and behavioral differences in infant reactivity and regulation. In: Kohnstamm, G.; Bates, J.; Rothbarth, M. (Hg.), Temperament in childhood. New York, S. 169–183.

Gray, J. A: (1982): The Neuropsychology of Anxiety. Oxford.

Hill, S. Y.; Lowes, L.; Locke, J.; Snidman, N. (1999): Behavioral inhibition in children from families at high risk for developing alcoholism. J. Am. Acad. Child Adolesc. Psychiatry 4: 410–417.

Kagan, J. (1992): Stable behavioral inhibition and ist association with anxiety disorder. Journal of the American Academy of Child and Adolescent Psychiatry 31 (1): 103–111.

Kagan, J. (1994): Galen's Prophecy. New York.
Kagan, J. (1997): Temperament and the reactions to unfamiliarity. Child Development 68: 193–43.
Kagan, J. (1999): The role of parents in children's psychological development. Pediatrics 104: 164–167.
Kagan, J.; Reznick, S.; Snidman, N. Garcia-Coll, C. (1987a): The physiology and psychology of behavioral inhibition to the unfamiliar. Child Development 55: 2212–2236.
Kagan, J.; Reznick, S.; Snidman, N. (1987b): Temperamental variations in response to the unfamiliar. In: Krasnegor, N. (Hg.), Perinatal Development: A Psychobiological Perspective. Orlando, S. 421–440.
Kagan, J.; Reznick, S.; Snidman, N. (1987c): The psychology and physiology of behavioral inhibition. Child Development 58: 1459–1473.
Kagan, J.; Reznick, S.; Snidman, N. (1988): Biological bases of childhood shyness. Science 240: 167–171.
Kagan, J.; Reznick, S.; Gibbons, J. (1989): Inhibited and Uninhibited types of children. Child Development 60: 838–845.
Kagan, J.; Snidman, N. (1991): Infant predictors of inhibited and uninhibited profiles. Psychological Science 2: 40–44.
LaGasse, L. L.; Gruber, C. P.; Lipsitt, L. P. (1989): The infantile expression of avidity in relation to later assessments of inhibition and attachment. In: Reznick, J. S. (Hg.), Perspectives on Behavioral Inhibition. Chicago, S. 159–176.
Matheny, A. P.; Riese, M. L.; Wilson, R. S. (1985): Rudiments of infant temperament: Newborn to nine months. Developmental Psychology 21: 486–494.
Posner, M. I.; Rothbarth, M. K. (1980): The development of attentional mechanisms. Nebraska Symposium on Motivation 28: 1–52.
Resch, F. (1999): Entwicklungspsychopathologie des Kindes- und Jugendalters. Weinheim.
Resch, F.; Parzer, P. (2000): Therapierelevante Beiträge zur klinischen Emotionsforschung. In: Sulz, S. K. D.; Lenz, G. (Hg.), Von der Kognition zur Emotion. München, S. 11–136.
Revelle, W.; Richards, J. E. (1987): Infant sustained visual attention and respiratory sinus arrhythmia. Child Development 58: 488–496.
Robinson, J. L.; Kagan, J.; Reznick, J. S.; Corley, R. (1992): The heritability of inhibited and uninhibited behavior: A twin study. Developmental Psychology 28: 1030–1037.
Rosenbaum, J. F.; Biederman, J.; Bolduc, E. A.; Hirshfeld, D. R.; Faraone, S. V.; Kagan, J. (1992): Comorbidity of parental anxiety disorders as risk for childhood-onset anxiety in inhibited children. American Journal of Psychiatry 149 (4): 475–481.
Rothbarth, M. K. (1988): Temperament and the development of an inhibited approach. Child Development 59 (5): 1241–1259.
Rothbarth, M.; Derryberry, D. (1981): Development of individual differences in temperament. In: Lamb, M.; Brown, A. (Hg.), Advances in developmental psychology. Hillsdale, NJ, S. 37–86.
Schore, A. N. (1994): Affect Regulation and the Origin of Self: The Neurobiology of Emotional Development. Hillsdale, NJ.
Shoda, Y.; Mischel, W.; Peake, Ph. K. (1990): Predicting adolescent cognitive and

self-regulatory competencies from preschool delay of gratification: Identifying diagnostic conditions. Developmental Psychology 26: 978–986.

Sroufe, L. A: (1996): Emotional Development: The Organization of Emotional Life in the Early Years. New York.

Strelau, J. (Hg.) (1984): Das Temperament in der psychischen Entwicklung. Berlin.

Yang, R. K.; Halverson, C. F. Jr. (1976): A study of the inversion of intensity between newborn and preschool-age behavior. Child Development 47 (2): 350–359.

Die Autorinnen und Autoren

Katja Becker, Dr. med., wissenschaftliche Mitarbeiterin in der Klinik für Psychiatrie und Psychotherapie des Kindes- und Jugendalters, Zentralinstitut für Seelische Gesundheit, Mannheim.

Bernhard Blanz, Prof. Dr. med., Direktor der Klinik für Kinder- und Jugendpsychiatrie und Psychotherapie, Klinikum der Friedrich-Schiller-Universität, Jena.

Karl-Heinz Brisch, Dr. med., Oberarzt und Leiter der Abteilung Pädiatrische Psychosomatik und Psychotherapie im Dr. v. Haunerschen Kinderspital des Klinikums der Universität München.

Tanja Brückl, Dipl.-Psychologin, ist Doktorandin am Institut für Klinische Psychologie und Psychotherapie der TU Dresden.

Christian Eggers, Prof. Dr. med., Direktor der Klinik für Psychiatrie und Psychotherapie des Kindes- und Jugendalters der Rheinischen Landes- und Hochschulklinik in Essen.

Günter Esser, Prof. Dr. phil., Professor für Klinische Psychologie/Psychotherapie und Direktor der Akademie für Psychotherapie und Interventionsforschung an der Universität Potsdam.

Michael Günter, Priv.-Doz. Dr. med., Leitender Oberarzt der Abteilung Psychiatrie und Psychotherapie im Kindes- und Jugendalter an der Universität Tübingen.

Martin Holtmann, Dr. med., Klinik für Psychiatrie und Psychotherapie des Kindes- und Jugendalters, Klinikum der Johann Wolfgang Goethe-Universität, Frankfurt am Main.

Wolfgang Ihle, Dipl.-Psychologe, Psychologischer Psychotherapeut, wissenschaftlicher Mitarbeiter im Institut für Psychologie der Universität Potsdam.

Manfred Laucht, Dr. phil., Dipl.-Psychologe, Klinik für Psychiatrie und Psychotherapie des Kindes- und Jugendalters, Zentralinstitut für Seelische Gesundheit, Mannheim.

Ulrike Lehmkuhl, Univ.-Prof. Dr. med., Dipl.-Psychologin, Direktorin der Klinik für Psychiatrie, Psychotherapie und Psychosomatik des Kindes- und Jugendalters der Charité, Universitätsmedizin in Berlin, Campus Virchow-Klinikum.

Gerd Lehmkuhl, Univ.-Prof. Dr. med., Dipl.-Psychologe, Direktor der Klinik und Poliklinik für Psychiatrie und Psychotherapie des Kindes- und Jugendalters der Universität zu Köln.

Klaus Lenz, Dipl.-Mathematiker, wissenschaftlicher Mitarbeiter der Klinik für Psychiatrie, Psychotherapie und Psychosomatik des Kindes- und Jugendalters der Charité, Universitätsmedizin in Berlin, Campus Virchow-Klinikum.

Fritz Mattejat, Prof. Dr. phil., Dipl.-Psychologe, Psychologischer Psychotherapeut, Kinder- und Jugendlichenpsychotherapeut, Leiter der Familienambulanz an der Klinik für Psychiatrie und Psychotherapie des Kindes- und Jugendalters der Philipps-Universität Marburg.

Eva Möhler, Dr. med., wissenschaftliche Mitarbeiterin der Abteilung Kinder- und Jugendpsychiatrie der Universität Heidelberg sowie der interdisziplinären Säuglingssprechstunde des Universitätsklinikums.

Gabriele Oepen, Ärztin an der Klinik für Psychiatrie, Psychotherapie und Psychosomatik des Kindes- und Jugendalters der Charité, Universitätsmedizin in Berlin, Campus Virchow-Klinikum, dort Aufbau einer Baby- und Kleinkindsprechstunde.

Helmut Remschmidt, Prof. Dr. med. Dr. phil., Dipl.-Psychologe, Ordinarius und Direktor der Klinik für Kinder- und Jugendpsychiatrie und -psychotherapie der Philipps-Universität Marburg.

Franz Resch, Prof. Dr. med., Ordinarius und Ärztlicher Direktor der Abteilung für Kinder- und Jugendpsychiatrie der Universität Heidelberg.

Uwe Ruhl, Dr., Dipl.-Psychologe, Leiter der Institutsambulanz des Instituts für Klinische Psychologie und Psychotherapie der TU Dresden für den Bereich „Verhaltenstherapie bei Kindern und Jugendlichen".

Martin H. Schmidt, Prof. Dr. med. Dr. rer. nat., Dipl.-Psychologe, Direktor der Klinik für Psychiatrie und Psychotherapie im Kindes- und Jugendalter, Zentralinstitut für Seelische Gesundheit, Mannheim, Lehrstuhl für Kinder- und Jugendpsychiatrie an der Universität Heidelberg.

Andreas Wiefel, Dr. med., Oberarzt an der Klinik für Psychiatrie, Psychotherapie und Psychosomatik des Kindes- und Jugendalters der Charité, Universitätsmedizin in Berlin, Campus Virchow-Klinikum, dort Aufbau einer Baby- und Kleinkindsprechstunde.

Hans-Ulrich Wittchen, Prof. Dr. phil., Direktor des Instituts für Klinische Psychologie und Psychotherapie sowie der Ambulanz und Tagesklinik, Technische Universität Dresden, und Cosultant am Max-Planck-Institut für Psychiatrie, München.

Susanne Wollenweber, Dipl.-Psychologin an der Klinik für Psychiatrie, Psychotherapie und Psychosomatik des Kindes- und Jugendalters der Charité, Universitätsmedizin in Berlin, Campus Virchow-Klinikum, sowie in einer kinder- und jugendpsychiatrische Praxis

Stichwortregister

Auf der Suche nach Passung im therapeutischen Dreieck

Schaut man Psychotherapeuten, gleich welcher theoretischen Herkunft, über die Schulter, wird deutlich, dass viele sich verschiedener Techniken aus unterschiedlichen Schulen bedienen. Mit diesem Band setzen die Herausgeber diesen Diskurs für den Bereich der Kinder- und Jugendlichenpsychotherapie fort. Thematische Klammer für die Beiträge namhafter Vertreter/innen verschiedener therapeutischer Richtungen ist die Kontextabhängigkeit von Entwicklungsprozessen in Kindheit, Jugend und Psychotherapie. Der Band will Forum sein für eine entwicklungsbezogene Kinder- und Jugendlichenpsychotherapie, die sich an den Ressourcen von Kindern, Jugendlichen und ihrem Umfeld orientiert.

Mit Beiträgen von
Helmut Bonney, Michael Borg-Laufs, Dieter Bürgin, Gernot Hauke, Curd Michael Hockel, Nitza Katz-Bernstein, Bruno Metzmacher, Günther Opp, Dorothea Rahm, Gisela Röper, Wilhelm Rotthaus, Susy Signer-Fischer, Friederike Wetzorke, Helmut Zaepfel.

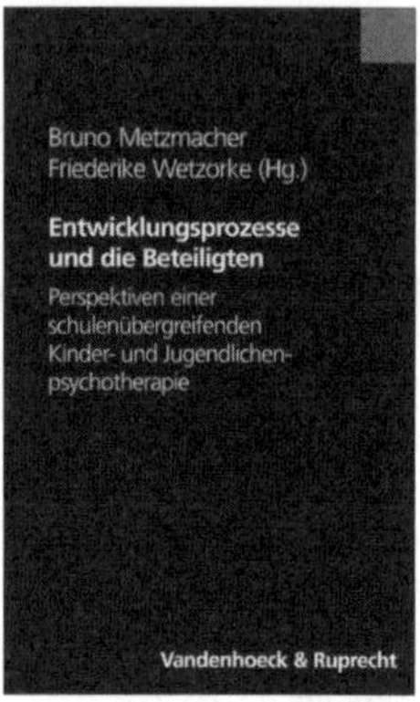

Bruno Metzmacher /
Friederike Wetzorke (Hg.)

Entwicklungsprozesse und die Beteiligten

Perspektiven einer schulenübergreifenden Kinder- und Jugendlichenpsychotherapie

2004. 278 Seiten, kartoniert
ISBN 3-525-46218-2

V&R
Vandenhoeck
& Ruprecht

Therapeutische Grundlagen, aktuelle Fragen

Ulrike Lehmkuhl (Hg.)
Aggressives Verhalten bei Kindern und Jugendlichen
Ursachen – Prävention – Behandlung

2003. 252 Seiten mit 28 Abb. und 14 Tab., kartoniert
ISBN 3-525-46179-8

Bei andauerndem aggressivem Verhalten von Kindern und Jugendlichen sind unter Umständen nicht allein pädagogische Maßnahmen gefordert, sondern auch therapeutische. Die Beiträge geben fundierte Einblicke in entsprechende kinder- und jugendpsychiatrische Behandlungsansätze.

Ulrike Lehmkuhl (Hg.)
Ethische Grundlagen in der Kinder- und Jugendpsychiatrie und Psychotherapie

2003. 214 Seiten mit 12 Abb. und 21 Tab., kartoniert
ISBN 3-525-46185-2

Ethische Fragestellungen wurden in der Kinder- und Jugendpsychiatrie und Psychotherapie bislang eher randständig behandelt, besitzen aber häufig eine hohe Relevanz in Beratung, Therapie und Forschung. In dem Band werden die vielfältigen Aspekte des Fachgebiets erläutert und zum Teil neue Fragestellungen aufgeworfen, auf die Antworten gefunden werden müssen.

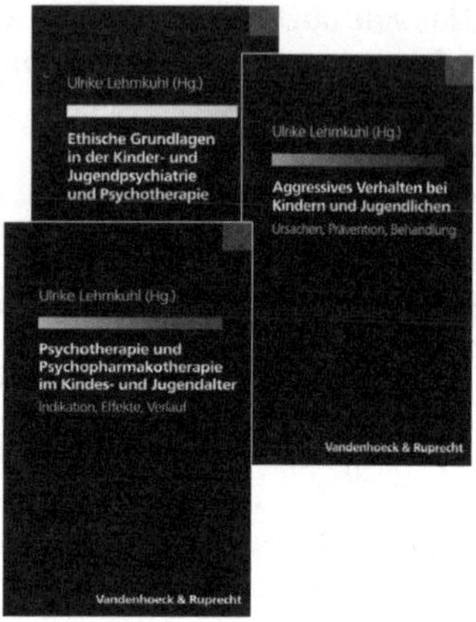

Ulrike Lehmkuhl (Hg.)
Psychotherapie und Psychopharmakotherapie im Kindes- und Jugendalter
Indikation – Effekte – Verlauf

2003. 187 Seiten mit 18 Abb. und 21 Tab., kartoniert. ISBN 3-525-46180-1

Unter welchen Umständen und mit welchem Erfolg verschiedene – nicht nur medikamentöse – Behandlungsansätze in der Kinder- und Jugendpsychiatrie eingesetzt werden, zeigen die hier versammelten Beiträge kompetent.

Diese drei Bände erhalten Sie zusammen zu einem Vorzugspreis.
ISBN 3-525-46184-4

V&R
Vandenhoeck & Ruprecht

V&R